Prim. Univ.-Prof. Dr. Josef Smolen

Dr. Wolfgang Exel

Leben ohne Schmerzen

Mit Beiträgen von Dr. J. Ruof und
Univ.-Prof. Dr. G. Stucki von der Universität Zürich,
Univ.-Prof. Dr. K. Brune und Dr. H. Gühring von
der Universität Erlangen
sowie Dr. K. Güven und
Prof. Dr. C. C. Zielinski von der Universität Wien

Die Autoren danken Hannelore Mezei
für die redaktionelle Mitarbeit.

Ueberreuter

Die Deutsche Bibliothek – CIP-Einheitsaufnahme

Smolen, Josef S.:
Leben ohne Schmerzen / Josef Smolen ; Wolfgang Exel. – Wien :
Ueberreuter, 1999
ISBN 3-8000-3748-3

AU 0449/1

Umschlagfoto: Mauritius

Druck: Ueberreuter Print
7 6 5 4 3 2 1

Ueberreuter im Internet: www.ueberreuter.de

Inhalt

Der Schmerz **7**

Der Schmerz – unser Freund und Feind 9
Der Schmerz und seine vielen Gesichter 11
Schmerzentstehung 15
Waffen gegen Schmerz 21

Spezielle Schmerzen **57**

Kopfschmerzen 59
Brustschmerzen 88
Bauchschmerzen 109
Rheumatische Schmerzen 129
Sport und Schmerzen 155
Neurologische Schmerzen 161
Schmerzen nach Operationen 167
Tumorschmerzen 168
Hautschmerzen 174

Psyche und Schmerzen **179**

Anhang **187**

Entspannungstechniken 187
Methoden der Naturheilkunde 195
Register 202

DER SCHMERZ

Der Schmerz – unser Freund und Feind

Jeder kennt ihn, vielen von uns macht er das Leben zur Hölle: der körperliche Schmerz. Und doch ist Schmerz nicht nur als unser Feind anzusehen, der uns unsinnig quält. Er ist Freund und Feind gleichermaßen. Ein Feind, der uns auf unangenehmste Weise klarmacht, dass wir unserem Körper ausgeliefert sind. Vor allem aber auch ein Freund, der uns durch sein Auftreten auf Krankheiten oder Verletzungen aufmerksam macht, die wir sonst nicht bemerken und auch nicht kurieren könnten. Schmerzen sind für unser Leben wichtig wie die Luft zum Atmen. Sie sind nicht unsinnige Belastung, sondern schützen uns als Warnsignal einer Verletzung oder Krankheit. Menschen, die auf Grund seltener gesundheitlicher Störungen ihr Schmerzempfinden verloren haben, leben äußerst gefährlich. Denn versagt dieses natürliche Alarmsystem, so kommt es häufig zu verstümmelnden Verletzungen und gefährlichen Schädigungen von Organen. Kinder, die ohne Schmerzempfinden geboren werden, sterben meist in sehr jungen Jahren.

Schmerz ist also nicht nur die häufigste Ursache für Missbefinden, sondern auch das wesentlichste Symptom von Krankheit. Wir sollten Schmerz daher nicht beklagen und ihn nur so schnell wie möglich loszuwerden trachten. Wir müssen ihn als notwendige Schutzmaßnahme unseres Körpers sehen, als eine unangenehme Empfindung, die durch äußere oder innere

Störungen ausgelöst wird. Er ist eine Art rotes Blinklicht, das auf Gefahr aufmerksam macht. Ein Signal, das ein Problem im Organismus, eine mögliche Bedrohung, eine Gefahr für die Gesundheit anzeigt. Und nicht das Ausschalten des roten Blinklichts beseitigt das Problem, sondern das Ergründen und Beheben der Ursache. Schmerz zu verstehen, seine Quellen zu finden und seine Ursachen erfolgreich zu bekämpfen ist für die Erhaltung und Erlangung von Gesundheit und Wohlbefinden von größter Bedeutung.

Trotzdem sind Schmerzen – auch als Symptom und Warnsignal – schwer zu ertragen. Daher haben Menschen, lange bevor es Schmerzmittel im heutigen Sinne gab, versucht, Schmerzen durch mentale Techniken (z. B. durch Training des eigenen Willens oder durch Suggestion) zu bekämpfen. Methoden, die auch heute verschiedentlich wieder zum Einsatz kommen.

Und während viele, oft ernste Erkrankungen anfangs überhaupt nicht von Schmerz begleitet sind, können andererseits Schmerzen auch ohne ein organisches Leiden im Hintergrund entstehen: beeinflusst von seelischen oder anderen Faktoren. So kann allein die Vorstellung, in kaltes Wasser greifen zu müssen, bei manchen Menschen Schmerzsensationen auslösen. Es ist also nicht immer so, dass sich die Ursachen für Schmerzen über die Erregung von »Rezeptoren« allein erklären lassen. Beim heutigen Stand der Wissenschaft findet sich oftmals kein Hinweis auf organische Veränderungen als mögliche Ursache. Umso schwieriger gestaltet sich dann natürlich die erfolgreiche Schmerzlinderung.

Der Schmerz und seine vielen Gesichter*

Grundsätzlich unterscheidet man zwischen akutem und chronischem Schmerz. Der **akute Schmerz** tritt beispielsweise nach Verletzungen oder bei Entzündungen auf und hat in erster Linie eine Signalfunktion, mit der er auf die Erkrankung aufmerksam macht. Akute Schmerzen setzen meist rasch ein und verschwinden wieder, wenn die Verletzung verheilt, die Entzündung abgeklungen ist. Es sind nur kurzfristig Maßnahmen zur schnellen Schmerzbekämpfung notwendig. **Chronische Schmerzen** hingegen halten lange an und haben ihre eigentliche Signalfunktion verloren. Oft wird der Schmerz, etwa bei Abnützung von Gelenken, zur stärkeren Belastung als die Krankheit selbst. Die Schmerzen werden so zu einer eigenständigen Krankheit, die auf lange Sicht behandelt werden muss. Typische Erkrankungen, die zu chronischen Schmerzzuständen führen, sind solche des Bewegungsapparates, Neuralgien (Schmerzen im Ausbreitungsgebiet von Nerven) und tumorbedingte Schmerzen.

Wo, wie und in welcher Intensität wir Schmerz empfinden, ist abhängig vom jeweiligen Organ, in dem sich eine Störung manifestiert hat. Denn unterschiedliche Krankheiten verursachen auch unterschiedliche Schmerzen. So wird der Arzt nicht

* Dieses Kapitel entstand gemeinsam mit Dr. J. Ruof und Univ.-Prof. Dr. G. Stucki, Universität Zürich.

nur fragen, wo es Ihnen wehtut, sondern auch, wie stark die Schmerzen sind, ob sie oberflächlich oder tief liegen, punktgenau zuzuordnen, flächig oder ausstrahlend sind und welchen Charakter sie haben. Ebenso können Tageszeit und Gelegenheit, bei welcher Schmerzen vorwiegend auftreten, Rückschlüsse auf die Ursache zulassen. Aufschluss gibt auch die Antwort auf die Frage, ob mit den Schmerzen andere Symptome wie Fieber, Übelkeit, Todesangst etc., verbunden sind.
Schmerzzustände sind darüber hinaus immer von seelischen Veränderungen begleitet: Unbehagen und Angst als bewusste Veränderungen sowie als unbewusste Veränderungen Blutdrucksteigerung, Pulserhöhung oder Aktivierung von so genannten physiologischen Stressmechanismen (wie vermehrter Kortison-Ausstoß aus der Nebennierenrinde) und lokale Muskelanspannungen. Schmerz ist also immer ein von einer Vielzahl körperlicher und seelischer Reaktionen begleitetes Phänomen. Es gibt daher niemanden, der den Schmerz eines Patienten besser beurteilen kann als der Patient selbst.
Jeder Arzt ist somit auf die aktive Mitarbeit des Patienten angewiesen – sowohl für die Diagnosestellung als auch für die Wahl der richtigen Behandlungsmaßnahme. Zur Erfassung des Ausmaßes, zur Selbsthilfe und zur Unterstützung des Arztes gibt es vielfältige Fragebögen, die es erlauben, den persönlich empfundenen Schmerz und die entsprechende Reduktion der Lebensqualität zu »messen«.
Den folgenden *Schmerzfragebogen* sollten Sie vor einem Arztbesuch ausfüllen: um in Ihrem eigenen Interesse dem Arzt einen möglichst genauen Einblick in den Schmerzzustand zu gewährleisten, ihm zu helfen auf die richtigen Ursachen Rückschlüsse zu ziehen oder den Behandlungserfolg einer Krankheit zu überwachen. So kann der Arzt die wichtigsten Merkmale Ihrer Schmerzen auf einen Blick erfassen. Der Schmerzfragebogen ist aber auch Grundlage für die Wahl geeigneter Selbsthilfemaßnahmen.

Schmerzfragebogen

1. *An welcher Stelle empfinden Sie den Schmerz?*

____

2. *Sind die Schmerzen eher an der Oberfläche oder tiefer liegend zu spüren?*

____

3. *Sind sie punktgenau zuzuordnen?* ______________

4. *Empfinden Sie die Schmerzen eher flächig?*

____

5. *Strahlen sie aus?* ______________

6. *Wenn ja: wohin strahlen sie aus?*

____

7. *Welche der folgenden Eigenschaften charakterisieren Ihren Schmerz am besten?*

- ❒ stechend
- ❒ brennend
- ❒ pulsierend
- ❒ bohrend
- ❒ schneidend
- ❒ pochend
- ❒ dumpf
- ❒ flatternd
- ❒ zitternd
- ❒ schlagend
- ❒ hämmernd
- ❒ drückend
- ❒ krampfartig
- ❒ anders (bitte näher beschreiben)

8. *Seit wann empfinden Sie diesen Schmerz?*

____

9. *Wie stark war der Schmerz zu Beginn?*

- ❒ sehr leicht
- ❒ leicht
- ❒ mäßig
- ❒ stark
- ❒ sehr stark
- ❒ unerträglich

10. Wie stark empfinden Sie Ihre Schmerzen heute?

____

11. Inwieweit haben die Schmerzen Sie seit Beginn bei der Ausübung Ihrer Alltagstätigkeiten zu Hause und im Beruf behindert?

- ❐ überhaupt nicht
- ❐ ein bisschen
- ❐ mäßig
- ❐ ziemlich
- ❐ sehr
- ❐ Ausübung dieser Tätigkeiten war nicht möglich

12. Sind die Schmerzen praktisch immer vorhanden oder treten sie fallweise auf? ________________

13. Wie häufig treten sie auf? ________________

14. Empfinden Sie den Schmerz stets gleich stark oder variiert die Intensität nach Tageszeit oder Situation? _____

15. Falls die Schmerzen variieren:

- ❐ Zu welcher Tageszeit sind sie am stärksten? _______
- ❐ Wann spüren Sie sie am wenigsten? __________
- ❐ Gibt es Situationen, in denen sie stärker werden? ___
- ❐ Falls ja: welche Situationen sind das? __________
- ❐ Gibt es Situationen, in denen die Schmerzen leichter werden? ________________
- ❐ Falls ja, welche Situationen sind das? __________

16. Sind die Schmerzen bewegungsabhängig? __________

17. Spüren Sie einen Zusammenhang zwischen den Schmerzen und dem, was Sie vorher gegessen haben? _______

18. Ist die Stelle, an der es schmerzt, druckempfindlich? ___

19. Sind zur gleichen Zeit mit den Schmerzen auch andere gesundheitliche Störungen aufgetreten (z. B. Übelkeit, Schwindel, Abgeschlagenheit)? ______________

Schmerzentstehung*

Schmerzen existieren, seit es Menschen gibt, und seit jeher hat man auch über Ursprung und Entstehung des Schmerzempfindens gerätselt. Lange Zeit wurde der Schmerz finsteren Mächten zugeschrieben, was sich heute noch in manchen Bezeichnungen (wie z. B. Hexenschuss) zeigt. Eine erste naturwissenschaftliche Deutung versuchte René Descartes im 17. Jahrhundert, der annahm, dass unser Nervensystem wie eine Klingelschnur funktioniert, die, an der Körperoberfläche angestoßen, im Gehirn eine Glocke zum Läuten bringt, deren Schwingungen wir als Schmerzen empfinden. Aber erst durch unsere moderne naturwissenschaftliche Medizin konnte Licht in die Physiologie des Schmerzes gebracht werden.

Descartes hatte zwar nicht Unrecht, wenn er Schmerz mit dem Nervensystem in Zusammenhang brachte. Ganz so einfach, wie er annahm, ist der Mechanismus jedoch nicht. Schmerz wird über das Nervensystem empfangen und weitergeleitet. Angenommen, Sie verbrennen sich den Finger an einer Kerzenflamme. Wie kommt es zur Schmerzempfindung an dieser Stelle? Vereinfacht dargestellt geht das folgendermaßen vor sich: In allen Geweben befinden sich freie Nervenendigungen, die als Schmerzempfänger fungieren. Wird das Gewebe an

* Dieses Kapitel entstand gemeinsam mit Univ.-Prof. Dr. K. Brune und Dr. H. Gühring, Universität Erlangen.

einer bestimmten Stelle geschädigt (in diesem Fall durch Hitze), so erhöhen diese Nervenendigungen ihre Empfindlichkeit. Man bezeichnet sie dann als Nozizeptoren. Deren Erregungen (Schmerzsignale) werden über Nervenfasern ins Rückenmark geleitet, von dort über bestimmte Nervenstränge zum Zwischenhirn und schließlich zum Großhirn.

Zum besseren Verständnis dieses Vorgangs hier ein kleiner Überblick über den Aufbau des menschlichen Nervensystems: Es besteht aus einer Vielzahl von Elementen. Man unterscheidet das **zentrale Nervensystem** mit einer großen Masse an Nervengewebe im Gehirn und Rückenmarksbereich (»Zentrum«) vom **peripheren Nervensystem**, das Signale von verschiedenen Stellen des Körpers (»Peripherie«) empfängt und über zuführende Nervenfasern und -bahnen (»afferente Bahnen«) an das Zentralnervensystem zur Information und entsprechenden Reaktion weiterleitet. Außerdem versorgt das periphere Nervensystem die Peripherie (z. B. die Muskeln) und steuert über ableitende (»efferente«) Bahnen und Fasern deren Aktivitäten. Beispielsweise werden willkürliche Bewegungen solcherart vom peripheren Nervensystem dirigiert.
Das einzelne Bauelement des Nervensystems ist die **Nervenzelle**, die aus einem Zellleib und unterschiedlich langen Fortsätzen, den **Nervenfasern**, besteht. Über solche Nervenfasern wird die Schmerzempfindung aus der Peripherie an das Zentralnervensystem übermittelt.
Die Nervenfortsätze sind zumeist von Markscheiden (Myelin) umgeben und dienen dem Empfang und der Übertragung von Erregungsvorgängen. Es handelt sich dabei um Auslösung und Weiterleitung sehr kurzfristiger elektrischer Spannungsänderungen. Diese Erregungsvorgänge pflanzen sich mit einer Geschwindigkeit von 1,8 km/h (über marklose Fasern) bis zu 430 km/h (über markhältige oder myelinisierte Fasern) fort.
Die zuführenden **Nervenbahnen** unterscheiden sich vonei-

nander durch ihren Durchmesser, das Ausmaß ihrer Markscheide und ihre Erregungsleitergeschwindigkeit. Zum Beispiel reagieren Nervenfasern, die von Markscheiden umgeben sind und einen großen Durchmesser aufweisen, vor allem auf leichte Berührung der Hautoberfläche. Normalerweise führt die Erregung dieser Nerven nicht zu Schmerzempfindungen. Markhältige Fasern mit kleinem Durchmesser und marklose Fasern hingegen können bei starker Erregung auch extrem starke Schmerzen vermitteln. Sie versorgen zwar ebenfalls die Haut, aber vor allem tieferliegende Strukturen einschließlich der Eingeweide.

Die **Nervenenden** liegen frei im Gewebe und fungieren als **Schmerzrezeptoren** (Schmerzempfänger). Sie sprechen vor allem auf Hitze, mechanische Reize (z. B. starken Druck) oder chemische Irritation an. Die Nervenfasern vieler zum Rückenmark führenden schmerzleitenden Rezeptoren vereinigen sich zu Nerven, die im Rückenmark enden. Von dort werden die Schmerzreize an jene Orte im Gehirn weitergeleitet, die für die Schmerzempfindung zuständig sind. Die vom Rückenmark ausgehenden Nervenbahnen führen in den Hauptteil des Zwischenhirns (Thalamus) und von dort in die Großhirnrinde, wo der Schmerz entsprechend verarbeitet und seinem Ursprung zugeordnet wird.

Durchaus plausibel zu erklären sind auch die so genannten »unerklärlichen« Vorgänge: etwa wenn der Schmerz von einem Organ an eine völlig andere Körperstelle »projiziert« wird, wenn eine nicht mehr vorhandene, amputierte Zehe wehtut oder starke Schmerzen bei Konzentration auf etwas anderes plötzlich nachlassen:

Sehr oft empfangen die im Rückenmark liegenden Nervenzellen Signale von mehr als einem Nerv. So kann es vorkommen, dass Signale von Nervenfasern, die die Eingeweide versorgen, und solchen, die für die Haut der Schulter und des Nackens zuständig sind, im Rückenmark zusammengeführt werden.

Das Gehirn kann nun auf Grund dieser Zusammenführung nicht unterscheiden, ob der Ursprung der Schmerzen von den Eingeweiden oder der Schulter kommt. Es »projiziert« daher beispielsweise den Schmerz einer Gallenblasenentzündung in die Schulterregion.

Ein anderes Phänomen ist jenes des »Phantomschmerzes«: Bei der Amputation eines Körperteiles gehen zwar die entsprechenden Nervenendigungen ebenfalls verloren; jene Nervenzellen aber, welche die ursprüngliche Region versorgt haben, sowie Teile ihrer Fasern bleiben weiterhin bestehen. Durch zufällige Erregung dieser Fasern und Weiterleitung an das Großhirn wird dann ein Schmerz an eine Stelle projiziert, die gar nicht mehr existiert, also an ein Phantom.

Jene Nervenzellen, die die Schmerzinformation von der Peripherie ans Großhirn weiterleiten, können von anderen Nervenzellen chemisch verändert (umgeschaltet) und ihre Schmerzsignale solcherart entweder verstärkt oder abgeschwächt werden. Diese für die Umwandlung zuständigen Nervenzellen sind jedoch nicht immer gleich aktiv – je nachdem, wie sie vom Zwischen- oder Großhirn gesteuert werden. Ein Beispiel: Sie haben Schmerzen im Knie und müssen deshalb im Bett liegen. Dort haben Sie nichts anderes zu tun, als den Schmerz jede Sekunde bewusst zu erleben. Das Gehirn wird durch keine andere Aufgabe von der Aktivierung jener Nervenzellen abgelenkt, die für die chemische Umwandlung und Verstärkung der Schmerzimpulse sorgen. Bekommen Sie nun Besuch an Ihrem Krankenbett, mit dem Sie äußerst konzentriert über ein interessantes Problem diskutieren, so »vergessen« Sie während dieser Minuten vermutlich auf Ihre Schmerzen. Denn das Gehirn hat nun wichtigere Aufgaben, als den Aktivitätszustand der Nervenzellen zu überwachen. Deren Aktivität lässt also nach und die Schmerzinformation wird folglich nicht in der gewohnten Stärke weitergeleitet.

Äußerste Konzentration auf etwas anderes als den Schmerz

kann also zum »Vergessen« der Schmerzen führen. Vom großen Philosophen des 18. Jahrhunderts Immanuel Kant wird behauptet, dass er durch intensives Grübeln über philosophische Probleme seine Gelenkschmerzen verdrängen konnte.
Auch psychologische Faktoren wie Erwartungshaltungen, frühere Erfahrungen etc. können den Schmerz verändern. Beispielsweise werden unter bestimmten Voraussetzungen von den schmerzumwandelnden Zellen opiumhaltige Stoffe in kleinsten Mengen erzeugt, die den Schmerz ohne Medikamente von außen kontrollieren helfen. Dies geschieht in psychischen oder körperlichen Stresssituationen (starke Anspannung, Gefahr, sportliche Anstrengung). Die Schmerzlinderung hält für kurze Zeit an.
Umgekehrt verstärken ähnliche Mechanismen oft auch bestehende Schmerzen oder lösen Schmerzen ohne greifbare Ursache aus. Was aber nicht bedeutet, dass es sich um »eingebildete« Schmerzen handelt. Vielmehr kommt es durch psychische Faktoren zur Erregung der entsprechenden Zellen im Zentralnervensystem, was schließlich als Schmerz empfunden wird.
Vom biochemischen Standpunkt her ist man der Meinung, dass seelisch bedingte Schmerzen auf ein Ungleichgewicht an Überträgerstoffen im Gehirn (z. B. Serotonin) beruhen könnten. Außerdem wird angenommen, dass Serotonin ein Überträgerstoff der Schmerzhemmung ist. Da manche Medikamente gegen Depression die Serotoninproduktion ankurbeln, können sie auch gleichzeitig die Schmerzhemmung verstärken und in Einzelfällen als Schmerzmittel eingesetzt werden.
Ebenfalls interessant ist, dass bestimmte Ereignisse nur in manchen Situationen Schmerzen auslösen. So empfinden wir warmes Wasser auf der Haut grundsätzlich nie schmerzhaft. Ist die Haut jedoch durch einen Sonnenbrand gereizt, so erzeugt die Berührung mit warmem Wasser sehr wohl Schmerzen. Wiederholte Reizung oder Entzündungen können nämlich dazu führen, dass die Schwelle der Reaktion auf schmerzhafte Reize

sinkt und auch Reize, die sonst keine Schmerzen auslösen, dies plötzlich tun.
Solche Reaktionsschwellensenkungen findet man vor allem auch in tief liegenden Strukturen, wie sie etwa Eingeweide oder Gelenke darstellen. Unter normalen Umständen sind diese gegen Erwärmung oder mechanische Irritation unempfindlich. Liegen jedoch Entzündungen vor, so führen schon geringe mechanische Reize oft zu Höllenqualen. Allerdings können die im Rahmen von Entzündungsvorgängen frei werdenden chemischen Stoffe meist schon ohne zusätzliche Reize die Schmerzfasern stark aktivieren.
Die Physiologie des Schmerzes ist heute also kein Geheimnis mehr. Über die biochemischen Vorgänge, die dem Schmerzempfinden zu Grunde liegen, weiß man hingegen noch lange nicht alles. Klar ist lediglich, wie traumatische (durch Verletzung) und entzündliche Schmerzen zustande kommen: Entzündungen, Verletzungen oder andere Gewebsschädigungen führen dazu, dass aus zerfallenen Blut- und Gewebszellen Schmerzstoffe freigesetzt werden, die die Nervenzellen in ihrer Aktivität beeinflussen. Derartige Schmerzstoffe werden zum Teil auch von den Nervenzellen selbst freigesetzt. Zu diesen Schmerzstoffen zählen u. a. Bradykinin, Histamin, Noradrenalin, Prostaglandine, Protonen, Serotonin, Zytokine.
Alle diese Schmerzstoffe sind in der Lage, durch normale Reize *nicht aktivierbare* freie Nervenendigungen innerhalb weniger Minuten zu hoch empfindlichen Nozizeptoren zu machen. Dieses Geschehen ist schließlich verantwortlich für eine chronische, dumpfe, schwer lokalisierbare Schmerzempfindung.
Darüber hinaus gibt es insbesondere in der Haut, den Gelenken, der Gallenblase und in anderen Organsystemen stets *aktive* Sensoren (Nervenendigungen), die bei physikalischen Veränderungen (Druckschwankungen, Temperaturänderungen) aktiviert werden und den scharfen akuten Schmerz als Empfindung vermitteln.

Waffen gegen Schmerz*

Auf Grund der unterschiedlichen Schmerzarten und -ursachen stützt sich die moderne Schmerztherapie (neben der Bekämpfung der ursächlichen Krankheit) heute auf mehrere Säulen:

- Medikamentöse Therapie (Schmerztabletten, Zäpfchen, Injektionen, Einreibungen etc.)
- Methoden der physikalischen Medizin (Kälte, Wärme, Massage, Bewegung etc.)
- Psychologische Maßnahmen (Gespräch, Analyse, Psychotherapie, Entspannungstechniken)
- Komplementärmedizin (z. B. Akupunktur, Akupressur)
- Naturheilkundliche Maßnahmen
- Operative Schmerzbekämpfung

Häufig, vor allem in der Bekämpfung chronischer Schmerzen, kommen mehrere Methoden kombiniert zum Einsatz.

Schmerzhemmung durch Medikamente

Eines sollte hier gleich vorweg gesagt werden: Gegen die einmalige Gabe eines Schmerzmittels, das bei akutem Schmerz

* Dieses Kapitel entstand gemeinsam mit Univ.-Prof. Dr. K. Brune und Dr. H. Göhring, Universität Erlangen.

rasch Erleichterung bringt, ist kaum etwas zu sagen. Anders liegt der Fall, wenn die Schmerzen länger andauern und Tabletten der einfachste Weg sind, diese zu bekämpfen. Erstens muss stets vom Arzt die zu Grunde liegende Ursache der Schmerzen festgestellt und die Grundkrankheit behandelt werden. Zweitens sollten bei länger dauernden Schmerzen auch andere, sanftere Methoden eingesetzt werden, um den Medikamentenkonsum zu reduzieren und damit Nebenwirkungen und Gewöhnungsgefahr in Grenzen zu halten. Doch darüber erfahren Sie Näheres in den entsprechenden Kapiteln.

Zunächst ein Überblick über die verschiedenen Mechanismen der Schmerzhemmung durch Medikamente und die entsprechenden Schmerzmittelgruppen:

- Die oft benutzten **antipyretischen Analgetika** (fiebersenkende Schmerzmittel) hemmen das Fieber vermutlich in der »Temperaturschaltzentrale« des Gehirns. Über das Gehirn kommt es auch zur Schmerzlinderung.
- Rein entzündungshemmende Medikamente **(Antiphlogistika)** unterdrücken alle Symptome einer Entzündung und verringern so auch Schmerzen, die durch entzündliche Prozesse hervorgerufen werden. Sie hemmen fast immer die Produktion von Prostaglandinen (bestimmte Gewebshormone). Da deren Überproduktion die Empfindlichkeit der Nozizeptoren erhöht und somit die Übertragung der Schmerzimpulse im Rückenmark deutlich verstärkt, kann eine Hemmung der Prostaglandinproduktion die Schmerzübertragung vermindern.
- **Opioidartige Analgetika** (Schmerzmittel auf Basis von Opium) wiederum unterdrücken die Umschaltung der Schmerzimpulse im Rückenmark und somit die Schmerzwahrnehmung im Gehirn.

  Diese Stoffe sind auf Grund der Tatsache, dass sie mit

schmerzhemmenden körpereigenen Substanzen vom Aufbau her verwandt sind, sehr wirkungsvoll. Es handelt sich um von außen zugeführte »Imitate« körpereigener Stoffe.

- **Lokalanästhetika** (örtliche Betäubungsmittel), die hin und wieder zur Schmerzhemmung eingesetzt werden, blockieren die Weiterleitung von Nervenimpulsen in den Nervenfasern, sodass die Erregung von Nozizeptoren nicht in unser Bewusstsein dringen kann. Diese Substanzen können auf dem gesamten Weg vom geschädigten Gewebe bis zum Rückenmark direkt an die Nervenfasern gebracht werden – allerdings durch Injektion. Deshalb sind sie fast ausschließlich für den akuten Gebrauch vorgesehen und nicht für eine langfristige Anwendung geeignet.
- Eine Ergänzung zu den genannten Schmerzmitteln stellen in manchen Fällen **Antidepressiva** (stimmungsaufhellende Medikamente) dar. Ihre schmerzhemmende Wirkung wurde durch Zufall entdeckt, der genaue Wirkmechanismus konnte bisher nicht geklärt werden. Man nimmt an, dass sie die Ausschaltung bestimmter Schmerzhemmstoffe im Rückenmark (Serotonin, Noradrenalin) verhindern und so die körpereigene Schmerzhemmung wieder ankurbeln.
- Einer speziellen Behandlung bedürfen chronische Schmerzen. Hier kommen in erster Linie **Retardpräparate** (langsam und lang anhaltend wirkende Schmerzmittel) zum Einsatz.
- Schließlich können Schmerzmittel in bestimmten Fällen auch als **Salben** auf die Haut aufgetragen werden.

Antipyretische Analgetika (fiebersenkende Schmerzhemmer)

Sowohl bei den antipyretischen als auch bei den opioidartigen Schmerzmitteln, die ja die beiden am häufigsten eingesetzten Arzneimittelgruppen in der Schmerztherapie darstellen, handelt es sich größtenteils um Weiterentwicklungen altbewährter,

der Natur entstammender Wirkstoffe. So lassen sich die fiebersenkenden Schmerzmittel von Substanzen ableiten, die in den Blättern und Rinden von Weiden, Pappeln und vielen anderen Pflanzen vorkommen.
Unter diesen Stoffen dominieren solche, die wie *Acetylsalizylsäure* (z. B. in »Aspirin«) die Prostaglandine hemmen. Auch die **nichtsteroidalen Antirheumatika**, z. B. Diclofenac und die neuen COX-2-spezifischen Hemmer (s. u.) gehören in diese Gruppe. Eine chemische Gemeinsamkeit ist der Säurecharakter dieser Substanzen. Dadurch reichern sie sich in den Zellen des entzündeten und damit sauren Gewebes an.
Die genannten Wirkstoffe sind nicht nur schmerzhemmend, indem sie die Empfindlichkeit der Nozizeptoren durch Hemmung der Prostaglandinproduktion herabsetzen, sie wirken auch über ihren zweiten Angriffspunkt im Zwischenhirn und Rückenmark fiebersenkend (= antipyretisch) – daher ihr Name. Sie sind außerdem in der Lage, in höherer Dosierung weitere Symptome der Entzündung wie Überwärmung und Schwellung zu vermindern, man spricht von antiphlogistischen (abschwellenden) Eigenschaften. Das dreifache Wirkungsmuster dieser Medikamente (schmerzhemmend, fiebersenkend, schwellungsvermindernd) weist auf zwei Besonderheiten hin: Einerseits wird eine genügend hohe Konzentration im Zwischenhirn erreicht, um auch dort die Prostaglandinproduktion zu hemmen, die immer dann aktiviert wird, wenn Bakterien oder Viren Fieber auslösen. Andererseits sind diese Substanzen so konstruiert, dass sie sich gerade im geschädigten Gewebe anreichern und dort hochkonzentriert zusätzlich andere Entzündungsmechanismen unterdrücken.
Man sollte jedoch nicht vergessen, dass die Prostaglandine neben ihrer Fähigkeit, Schmerzinformationen zu verstärken, auch die Aufgabe erfüllen, geschädigtes Gewebe vor weiteren Schäden zu schützen. Das geschieht durch eine Verbesserung des Blutflusses, durch die Einwanderung weißer Blutkörper-

chen und gegebenenfalls durch Blutgerinnung. Darüber hinaus haben sie auch andere wichtige Schutzfunktionen. Solche Aufgaben erfüllen Prostaglandine insbesondere in hochbeanspruchten Organsystemen und Zellen, wie z. B. der Magen- und Darmwand, der Niere und dem Zentralnervensystem. Die totale Ausschaltung dieses Prostaglandinschutzes kann also zu unerwünschten Nebenwirkungen führen, die vor allem bei lang dauerndem, hoch dosiertem Gebrauch dieser Medikamente auftreten. Schmerzmittel mit diesem Wirkungsmechanismus sollten daher nach Möglichkeit nur über kurze Zeit und richtig dosiert angewendet werden. Die Behandlung von schweren, chronischen, rheumatischen oder Tumorschmerzen, die eine lange Schmerzmitteleinnahme erforderlich machen, gehört daher in die Hand des Arztes.

☛ *Mögliche Nebenwirkungen der Acetylsalizylsäure vor allem bei lang dauernder, hoch dosierter Einnahme:*

* Schleimhautschädigung mit Blutungen, Geschwürbildung im Magen und Dünndarm und eventuell Durchbruch eines bestehenden Geschwürs;
* Behinderung der Blutgerinnung;
* pseudoallergische und allergische Reaktionen (Auslösung von Asthmaanfällen, Bildung von Hautquaddeln);
* Schwindel, Ohrensausen, Übelkeit (bei Überdosierung).

Wesentlich harmloser hingegen ist der kurzfristige Gebrauch dieser Schmerzmittel bei erfahrungsgemäß vorübergehenden

Schmerzen wie Kopfweh, Gliederschmerzen und Fieber. Sofern keine Überempfindlichkeiten oder Risikofaktoren wie Magengeschwüre, Blutgerinnungsstörungen oder Nierenschäden vorliegen, erscheint die vorübergehende, kurzfristige Einnahme eines bekannten, möglichst nur aus einer Substanz bestehenden frei verkäuflichen Schmerzmittels unproblematisch.
Die nichtsteroidalen Antirheumatika (NSAR) hemmen die Prostaglandinproduktion durch Blockierung eines für deren Entstehung wichtigen Fermentes, welches Cyclooxygenase (COX) genannt wird. Seit Anfang der neunziger Jahre weiß man, dass es aber nicht nur eine COX gibt, sondern deren zwei. Die neu entdeckte COX-2 ist bei Entzündungsvorgängen viel stärker aktiv als die COX-1. Die COX-1 wiederum ist bei der Gerinnung von Blutplättchen und beim Schutz der Magenschleimhaut involviert. Bisherige NSAR hemmen sowohl COX-1 als auch COX-2. Daher wurde angenommen, dass vor allem die Nebenwirkungen von NSAR am Magen durch Hemmung COX-1 bedingt sind, während die Hemmung der Prostaglandine als Botenstoffe der Entzündung aus der Blockierung der COX-2 herrührt. In den letzten Jahren sind daher zwei spezifische COX-2-Hemmer, Celecoxib und Rofecoxib, untersucht worden und tatsächlich sind einige unerwünschte Nebenwirkungen der NSAR bei diesen COX-2-spezifischen Hemmern kaum mehr beobachtet worden, vor allem die Bildung von Magengeschwüren. Beide Substanzen sind 1999 bereits in den USA zugelassen worden und stehen zum Zeitpunkt des Drucks dieses Buches im Zulassungsverfahren bei den EU-Behörden. Sie werden wohl eine neue Waffe gegen Schmerzen und mit Schmerzen einhergehende, vor allem rheumatische Erkrankungen mit wesentlich verringerten Nebenwirkungen auf den Magen darstellen.
Eine andere chemische Gruppe von Substanzen erzielt ähnliche schmerzhemmende Wirkung wie die Acetylsalizylsäure. Es handelt sich um *Phenazon* und seine Abkömmlinge *Propy-*

phenazon oder *Metamizol*, um das Anilinderivat *Azetanilid* und dessen Abkömmlinge *Phenazetin* und *Paracetamol*. Diese Stoffe hemmen zwar ebenfalls, wenn auch schwächer, die Prostaglandinproduktion, aber sie reichern sich nicht im entzündeten Gewebe oder in den Wänden des Magen-Darm-Kanals an. Daher treten bei therapeutisch nutzbaren Dosierungen keine oder nur wenige unerwünschte Nebenwirkungen auf. Wegen ihrer chemischen Eigenschaften können diese Wirkstoffe leicht in das Gehirn und Rückenmark übertreten. Phenacetin selbst ist wegen seiner schweren Nebenwirkungen auf die Niere weitgehend vom Markt verschwunden. Die genauen Wirkungsmechanismen von Paracetamol kennt man auch heute noch nicht, man nutzt aber die hervorragenden fiebersenkenden Eigenschaften und die vermehrte Schmerzfilterung im Rückenmark.

Da Paracetamol in der Regel gut vertragen wird und nur geringe unerwünschte Wirkungen aufweist, eignet es sich besonders zur Behandlung von kindlichen Fieberzuständen. (Vorsicht ist jedoch geboten bei Überdosierung, vor allem bei Kindern! Bei Einnahme von mehr als 1 Gramm Paracetamol pro 10 Kilogramm Körpergewicht pro Tag kann aus diesem harmlosen, aber auch »wirkschwachen« Arzneimittel eine tödliche Gefahr werden.)

Die ebenfalls recht harmlosen Verwandten des Phenazons (Propyphenazon, Metamizol) können bei individueller Überempfindlichkeit zu schweren Haut- und Knochenmarkschäden führen. Ihr Einsatz sollte daher trotz der guten Verträglichkeit für Magen, Darm und Niere mit dem Arzt abgesprochen werden.

Medikamentenbeispiele der antipyretischen Analgetika	
Substanz	*Verwendung / Hinweis*
Acetylsalizyl-säure	Leichte bis mäßig starke Schmerzen, Migräneanfall, Fieber / Vorsicht bei Asthma, Gerinnungsstörungen, Magengeschwür, Schwangerschaft
Ibuprofen	Wie Acetylsalizylsäure / gut wirksam bei rheumatischen Erkrankungen Hemmung der Blutgerinnung ist weniger ausgeprägt
Indometacin Diclofenac	Wie Ibuprofen, aber stärker wirksam
COX-2-Hemmer (Celecoxib, Rofecoxib	Wie Ibuprofen, Indometacin und Diclofenac, lösen aber kaum Magengeschwüre aus
Metamizol	Kolikartige Schmerzen, insbesondere Gallen- und Nierenkoliken; akute starke Schmerzen, z. B. nach operativen Eingriffen und Verletzungen; Tumorschmerzen und vergleichbare schwere Schmerzzustände; schwere Fieberzustände, die auf andere Maßnahmen nicht ansprechen
Paracetamol	Fieber, mäßig starke bis starke Schmerzen (weniger als 1 g je 10 kg Körpergewicht / Tag)

Opiate und Opioid-Analgetika (Schmerzmittel auf Basis von Opium)

Der Gebrauch des Opiums für medizinische und nichtmedizinische Zwecke ist wohl schon 6000 Jahre alt. Überall, wo der Mohn wuchs, wusste man um dessen schmerzlindernde Wirkung. Darüber hinaus wurden seine Inhaltsstoffe zur Bekämpfung von Durchfällen, Schlafstörungen und Husten eingesetzt. *Opium* ist der eingetrocknete, bräunlich-rote Milchsaft der Schlafmohnkapseln *(Papaver somniferum)* und enthält ein Stoffgemisch aus ca. 25 Alkaloiden (z. B. Morphin, Thebain, Papaverin, Noscapin). Der Hauptinhaltsstoff des Schlafmohns, das *Morphin,* wurde 1806 von dem deutschen Apotheker Friedrich Wilhelm Sertürner erstmals künstlich hergestellt.
Morphin und seine modernen, zum Teil synthetischen Abkömmlinge haben vollkommen andere Wirkungsmechanismen als die bereits beschriebenen fiebersenkenden Schmerzmittel: Morphin vermindert einerseits die Durchlässigkeit für Schmerzimpulse im Rückenmark und andererseits aktiviert es die körpereigene Schmerzhemmung. Darüber hinaus verändert es unsere Schmerzbewertung im Großhirn. Zwei ähnlich starke Schmerzreize werden also vom Großhirn mit oder ohne Morphin völlig anders bewertet. Morphin lagert sich dabei an bestimmte Zelloberflächenstrukturen auf den Nervenzellen an, die wir Opiatrezeptoren nennen. Aber nicht nur die Rezeptoren (Empfänger) der schmerzverarbeitenden und -bewertenden Zellen im Gehirn werden besetzt, sondern auch die Zellen im Atemzentrum, Nervenzellen des Magen-Darm-Kanals, Nervenzellen an der Blase und in vielen anderen Organen. Je nach Rezeptortyp und Organ werden die verschiedensten Effekte hervorgerufen. Der einheitliche Mechanismus besteht in einer Hemmung der Nervenzellaktivität; je nach hemmender oder aktivierender Verschaltung der Zellen entstehen dämpfende oder aktivierende Wirkungen.

Im Vordergrund der Wirkungen stehen die Schmerzhemmung, die verminderte Atmungsaktivität, Einschränkung der Wachheit und die Veränderung der Aktivität bestimmter glatter Muskelzellen im Magen-Darm-Kanal (= Verstopfung). Viele dieser Eigenschaften können je nach Situation des Patienten nützlich oder gefährlich sein. Immer problematisch ist der durch Morphin vermittelte Zustand des allgemeinen Wohlbefindens, der Zurückgezogenheit und Zufriedenheit, der, wird er regelmäßig hervorgerufen, zur Abhängigkeit oder Sucht führen kann. Alle diese Wirkungen lassen sich durch die Imitation körpereigener »Antischmerzstoffe« (Enkephaline, Endorphine) erklären. Der Körper selbst ist also grundsätzlich in der Lage, durch Freisetzung dieser Eiweiße alle genannten Effekte hervorzurufen. Allerdings nur unter besonderen Bedingungen und nur kurz. Morphin und seine pharmakologischen Verwandten imitieren sie in einem dem Körper sonst nicht zur Verfügung stehenden Umfang.
Morphin und seine Abkömmlinge sollten auf Grund der Suchtgefahr daher immer nur bei besonders starken und anders nicht zu beherrschenden Schmerzzuständen angewendet werden. Dazu gehören Schmerzen nach Operationen, Knochenbrüchen und bei Koliken. Wichtigstes Anwendungsgebiet ist aber der Tumorschmerz, wobei hier mit einem festen Dosierungsschema eine gute Schmerzlinderung erreichbar ist. Leider besteht sowohl bei Patienten als auch bei Ärzten eine übertriebene Angst vor einer möglichen Sucht. Diese Gefahr ist bei Tumorpatienten jedoch bedeutungslos. Der verschwindend geringe Anteil opioidartiger Analgetika am Gesamtschmerzmittelverbrauch weist auf eine gravierende Unterversorgung der Patienten mit schweren Schmerzmitteln hin. Überdies ist bei den heute vorliegenden, retardierten Präparaten die Freisetzung langsam und die Suchtgefahr daher gering.
Wie sich die medizinischen Einsatzgebiete der einzelnen Substanzen voneinander unterscheiden, ist aus nachstehender Tabelle zu ersehen:

Medikamentenbeispiele der opioidartigen Analgetika	
Substanz	*Anwendung / Besonderheit*
Morphin (1*)	Starke und stärkste Schmerzen / Kolikschmerzen nehmen ab, aber das krampfartige Zusammenziehen der Muskulatur nimmt zu
Buprenorphin (30*)	Starke und sehr starke Schmerzzustände nach Operation oder Verletzung, bei Herzinfarkt und Tumoren / Kaum Euphorie und Sucht, keine Verstopfung, keine Verstärkung von Koliken
Pethidin (1/10*)	Starke Schmerzen, Schüttelfrost bei Transfusionszwischenfall / Verhindert Kältezittern
Tramadol (1/4*)	Mäßig starke bis starke Schmerzen / Kein Harnverhalt, keine Verstopfung
Tilidin mit Zusatz von Naloxon (1/3*)	Starke und sehr starke Schmerzen / Bei Opiatabhängigen, die als Ersatz für Morphin oder Heroin Tilidin missbräuchlich verwenden, löst dies aktue Entzugserscheinungen aus
* Wirkstärke im Vergleich zu Morphin	

Einige mögliche Nebenwirkungen von Morphin:

- Schwitzen
- Juckreiz
- Schwindel
- Kopfschmerzen
- Hemmung des Atemantriebs
- Dämpfung des Bewusstseins
- Stimmungsveränderungen (Euphorie, gelegentlich auch Niedergeschlagenheit)
- Veränderungen der geistigen Leistungsfähigkeit
- Engstellung der Pupille
- Mundtrockenheit
- Übelkeit, Erbrechen, Verstopfung
- Zusammenziehen (Spasmen) der Hohlorgane (Harnblase, Gallenblase)
- Blutdruckabfall

Lokalanästhetika (örtliche Betäubungsmittel)

Das erste bedeutende Lokalanästhetikum der Medizin war *Kokain,* gewonnen aus dem in Südamerika beheimateten Kokastrauch. Wegen der leistungssteigernden, euphorisierenden sowie hunger- und durstlindernden Wirkung war das Kauen der Kokablätter unter den Indianern schon um 3000 v. Chr. nachweislich verbreitet.

Um 1860 wurde Kokain erstmals aus Kokablättern isoliert und von Medizinern als örtliches Betäubungsmittel verwendet. Obwohl sich moderne Lokalanästhetika davon ableiten, wird Kokain selbst im medizinischen Bereich heute nicht mehr benutzt. Neuere Medikamente haben seinen Platz eingenommen.

Wie der Name schon sagt, verursachen Lokalanästhetika in einem abgegrenzten Bereich des Körpers Schmerzunempfindlichkeit durch Hemmung der Nozizeptorentätigkeit und/oder der Erregungsleitung in den Nerven. Sie blockieren die Aktivierung der Nervenzelle und damit der Schmerzempfindung ohne Beeinträchtigung des Bewusstseins. Dünne Nervenfasern werden leichter blockiert als dicke, daher erfolgt bei aufsteigender Konzentration zuerst der Verlust jener Schmerzempfindung, die über dünne Nervenfasern weitergeleitet wird, dann der von dicken Fasern geleiteten Temperatur-, Berührungs- und Druckempfindung. Erst in hoher Konzentration werden die Nerven, die für die Muskelbewegungen zuständig sind, blockiert.

Bei zahnärztlicher Behandlung und kleineren Operationen werden Lokalanästhetika vor dem schmerzhaften Eingriff gegeben. Sie können aber auch bei akuten oder chronisch gewordenen lokalisierten Schmerzen des Bewegungsapparates zur (vorübergehenden) Betäubung dieser Schmerzen verwendet werden. Man unterscheidet nach Art der Verabreichung Oberflächenanästhetika in Gel- oder Salbenform, Infiltrationsanästhetika in wasserlöslicher Form zur Spritzeninjektion unter die Haut, Leitungsanästhetika (Injektion direkt an Nervenbahnen) und Spinal- sowie Epiduralanästhetika (Injektion in Nähe des Rückenmarks, wie beispielsweise beim so genannten »Kreuzstich«).

Die großen Vorteile dieser Arzneimittel sind der schnelle Eintritt der schmerzlindernden Wirkung und die gute Dosierbarkeit. Außerdem haben sie durch die lokale Verabreichung nur selten unerwünschte Wirkungen auf den gesamten Organismus. Wenn allerdings bei der Injektion versehentlich ein Blutgefäß getroffen wird, was der Arzt immer kontrolliert, so können die Herzpumpleistung und die Atmung beeinträchtigt werden. Dies kündigt sich durch Vorboten wie Schwindel, Schweißausbruch, aber auch Übelkeit und plötzlichen Rededrang an. Allergische und pseudoallergische Reaktionen kommen sehr selten vor, können dann aber lebensbedrohlich sein.

Medikamentenbeispiele der Lokalanästhetika

Typ der Verbindung	Substanz	Verwendungsbeispiele
Ester-Typ	Tetracain (Augentropfen, Ohrentropfen)	Anästhesie für ärztliche Untersuchungen
	Tetracain (Pumpspray)	Lokalanästhetikum der Schleimhaut, z. B. für Untersuchungen im Nasen-Rachen-Raum
Amid-Typ	Lidocain (zur Injektion)	Schmerztherapie, z. B. bei Wurzelneuritiden, Zervikal-Syndrom, Schulter-Arm-Syndrom, Zustände nach Bandscheibenoperationen mit anhaltendem Wurzelreizsyndrom, Gürtelrose usw.
	Lidocain (Gel)	Allergisches Hautjucken, Insektenstiche, Sonnenbrand
	Lidocain (Lutschtabletten)	Schmerzhafte Erkrankungen des Mund- und Rachenraumes
	Bupivacain (zur Injektion)	Rheumatologische Schmerztherapie, Sympathikusblockade
	Etidocain	Anästhesie für chirurgische Eingriffe

Reine Antiphlogistika (entzündungshemmende Medikamente)

Die entzündungshemmend wirksamen Medikamente unterteilt man in steroidale und nichtsteroidale. Die *nichtsteroidalen Entzündungshemmer* gehören in die Gruppe der bereits beschriebenen fiebersenkenden Schmerzmittel (antipyretische Analgetika) und wurden auch im betreffenden Kapitel näher erörtert. Sie lagern sich in den Zellen des entzündeten Gewebes an und behindern die Prostaglandinproduktion, wodurch sie entzündungshemmend und schmerzlindernd wirken.

Als *steroidale Entzündungshemmer* bezeichnet man eine Gruppe von Wirkstoffen, die sich in ihrem Aufbau von dem Glukokortikoid Kortisol aus der Nebennierenrinde ableiten. Also wird wieder eine natürliche Substanz mit gewissen Abänderungen zur Therapie verwendet. Die steroidalen Antiphlogistika, auch insgesamt *Glukokortikoide* (Kortison) genannt, sind zur Schmerztherapie vor allem bei Rheumaleiden geeignet; aber nur dann, wenn man mit nichtsteroidalen Entzündungshemmern wie Diclofenac oder den COX-2-Hemmern nicht auskommt. Sie unterdrücken alle Symptome der Entzündung (Schwellung, Rötung, Erwärmung) und dadurch auch den Schmerz und die Funktionseinschränkung. Dieses breite Wirkungsspektrum macht sie in der Rheumatologie gerade bei schubweise verlaufenden Erkrankungen unentbehrlich. Sie sind zwar keine reinen Schmerzmittel, verringern jedoch den Entzündungsschmerz. Der Wirkmechanismus beruht auf mehreren Komponenten, die alle mit dem Einfluss auf die Aktivierung von für Entzündungsreaktionen wesentlichen Genen erklärt werden können.

Über diese Einwirkung auf Gene in Zellen verschiedenster Gewebe beeinflussen Glukokortikoide aber auch viele andere Körperfunktionen wie z. B. den Blutdruck, den Blutzucker, die Knochendichte und die Abwehr von Bakterien, Pilzen und

Viren. Darum können bei hohen Glukokortikoidgaben über längere Zeit erhebliche unerwünschte Arzneimittelwirkungen auftreten. Trotzdem ist die allgemein zu beobachtende Furcht vor Glukokortikoiden nicht gerechtfertigt, da diese Therapie sehr erfolgreich, ja sogar lebensrettend sein kann. Sind Glukokortikoide in der kurzfristigen oder niedrig dosierten Anwendung nahezu nebenwirkungsfrei, so kann auch eine notwendige langfristige höher dosierte Anwendung »schonend« erfolgen. Beispielweise sollte die gesamte Tagesdosis zur Schonung der Nebenniere am frühen Morgen eingenommen werden, womit gleichzeitig der Tagesrhythmus bei der körpereigenen Kortison-Ausschüttung nachempfunden wird.

Übersicht über unerwünschte Nebenwirkungen:

- Auslösen einer Zuckerkrankheit
- Knochenschwund und Wachstumshemmung
- Fettstoffwechselstörung, die sich in Stammfettsucht und Vollmondgesicht zeigt
- Verstärkung der Gefahr von Magengeschwüren bei gleichzeitiger Gabe mit nichtsteroidalen Entzündungshemmern
- Auslösen von Muskelschwäche
- Veränderung der Stimmung (in hohen Dosen): Verwirrung, Halluzination, Euphorie, Depression
- Infektanfälligkeit

Antidepressiva (stimmungsaufhellende Medikamente)

Wie bereits erwähnt, stellen Antidepressiva in manchen Fällen eine Ergänzung zu anderen Schmerzmitteln dar. Wie der Name sagt, besteht das Haupteinsatzgebiet dieser Medikamente in der Behandlung von Depressionen. Allerdings ist es so, dass

bei sehr hartnäckigem Dauerschmerz manchmal auch die Persönlichkeit und das Verhalten des Patienten beeinträchtigt werden und er durch den Schmerz in depressive Stimmung verfällt – unter diesen Umständen kann eine Therapie mit Antidepressiva eine wirksame Ergänzung sein. Außerdem wurde durch Zufall die schmerzhemmende Wirkung dieser Mittel auf Schmerzzustände entdeckt, die jeder anderen Therapie standhält. Der genaue Wirkmechanismus konnte bisher nicht geklärt werden, aber fest steht, dass es zur Veränderung der Schmerzverarbeitung kommt. Diese Veränderung könnte darauf beruhen, dass das Medikament die Ausschaltung bestimmter Schmerzhemmstoffe im Rückenmark (Serotonin, Noradrenalin) verhindert.
Man unterscheidet *trizyklische Antidepressiva,* solche mit der Substanz *Amitriptylin* und mit *Clomipramin.*

☛ *Mögliche Nebenwirkungen der trizyklischen Antidepressiva (zumeist dosisabhängig):*

- Mundtrockenheit, Sehstörungen, Stuhl- und Harnverhalt
- Blutdrucksenkung, Herzjagen, Herzstolpern
- Erregungs- und Verwirrtheits-zustände
- Leberfunktionsstörungen

☛ *Mögliche Nebenwirkungen von Amitriptylin:*

Selten:

- Kollapsgefahr
- Darmverschluss
- Harnverhalt

☛ *Mögliche Nebenwirkungen von Clomipramin:*

Häufiger:
- Muskelkrämpfe

Gelegentlich:
- Hitzewallungen
- Desorientiertheit
- Halluzinationen
- Angstzustände
- Konzentrationsstörungen
- Aggressivität
- Gähnen
- Albträume

Antioxidantien

Sie werden sich vielleicht wundern, dass Antioxidantien, die als so genannte Radikalfänger schädlichen Freien Radikalen in unserem Körper den Garaus machen, auch als Schmerzmittel eingesetzt werden können. Doch werden im Zuge der Entzündung einerseits freie Sauerstoffradikale produziert und gibt es andererseits Studien, die nachweisen, dass etwa Vitamin E Schmerzen reduzieren kann. Die Gabe von Vitamin E, möglicherweise aber auch anderer Antioxidantien wie Vitamin C, Betakarotin, Selen und des Koenzyms Q10 (in Kombination mit anderen Vitaminen und Mineralstoffen) kann also vermutlich durch Bekämpfung der Freien Radikale Schmerzen reduzieren. Seit vielen Jahren werden aber auch B-Vitamine bei nervlich bedingten, vor allem chronischen Schmerzen gegeben.

Ein schneller Effekt ist bei dieser Therapie zwar nicht gegeben, aber ausreichende Vitamin- und Mineralstoffzufuhr (in Form von Kapseln, Tabletten etc. oder aufgenommen mit gezielter Ernährung) dient nicht nur der Gesunderhaltung unseres Körpers, sondern kann auch erfolgreich zur Behandlung von Beschwerden eingesetzt werden.

Retardpräparate

Eine Sonderstellung unter den Schmerzmitteln nehmen jene Präparate ein, die ihre Wirkstoffe verzögert (= retardierend, also über mehrere Stunden verteilt) an den Körper abgeben. Sie wirken meist bis zu 12 Stunden und können daher Patienten mit Dauerschmerz zuverlässig schmerzfrei halten. Die Wahl des Medikamentes gehört hier auf jeden Fall in die Hand des erfahrenen Arztes! Es kommen sowohl Nichtopioid-Schmerzhemmer zum Einsatz als auch schwache und starke Mittel auf Opiumbasis.

Bei chronischen Schmerzen wird der Arzt zuerst oft ein lang wirkendes Schmerzmittel verordnen. Können die Schmerzen dadurch nicht ausreichend gelindert werden, kann man zu so genannten zentralwirksamen Präparaten greifen. Sie wirken nicht am Ort der Schmerzentstehung, sondern dort, wo die Schmerzen weitergeleitet und verarbeitet werden (Rückenmark und Gehirn). Diese Medikamente kommen nur bei starken Dauerschmerzen in Betracht und müssen nach einem vom Arzt festgelegten Zeitplan eingenommen werden. Üblicherweise werden diese Retardmedikamente wegen ihrer langsamen Wirkstoffabgabe an den Körper jedoch recht gut vertragen. Hält man sich genau an die ärztlichen Vorschriften, ist auch die Gefahr der Gewöhnung oder Sucht relativ gering.

Salben

Eine sanfte, wenn auch nicht ganz so wirksame Alternative zu Tabletteneinnahme oder Injektion stellt das Einreiben mit Salben dar. So können als Ersatz oder Ergänzung der örtlichen Betäubungsinjektion (siehe *Lokalanästhetika*, S. 32) Salben mit lokalanästhetischem Wirkstoff angewendet werden. Einerseits kann damit eine Blockade jener Nerven versucht werden, die gleich unter der Haut liegen und für manche Gesichts- und Kopfschmerzen verantwortlich sind. Andererseits lässt sich bei Schmerzen, die auf Narben zurückzuführen sind, mit solchen Salben eine ähnliche schmerzlindernde Wirkung erzielen wie durch die Narbenunterspritzung mit einem Lokalanästhetikum.
Experimentellen Untersuchungen zufolge führen **hautreizende Salben** mit dem Wirkstoff *Capsaicin* bei wiederholter Anwendung zur Erschöpfung einer für den Schmerzprozess wichtigen Substanz und damit zu Schmerzlinderung. Verordnet werden hautreizende Salben vor allem bei Schmerzen im Wirbelsäulenbereich, Gelenks- und Schulterschmerzen, Sportverletzungen, Menstruationsbeschwerden, Gallen- und Blasenkrämpfen. Allerdings kommt es in seltenen Fällen zu Nebenwirkungen in Form übermäßig starker Hautreaktion.
Ausgeprägte entzündungshemmende und schmerzstillende Wirkung (durch Hemmung der Prostaglandinproduktion) weisen Salben mit **nichtsteroidalen Antirheumatika (NSAR)** auf. Sie sind nebenwirkungsärmer als Tabletten mit demselben Wirkstoff und werden vor allem bei Rücken-, Ischias-, Schulterschmerzen, Arthrosen, Arthritis, Zerrungen, Prellungen etc. eingesetzt.
Schließlich gibt es für starke Schmerzzustände auch Opiatpflaster, die den Wirkstoff über mehrere Stunden verteilt über die Haut abgeben.

Schmerzhemmung durch Methoden der physikalischen Medizin

Physikalische Therapiemaßnahmen stellen einen wesentlichen Bestandteil in der Behandlung von Schmerzzuständen des Bewegungsapparates dar. Bei schwereren Verlaufsformen rheumatischer Erkrankungen unterstützen sie die medikamentöse Behandlung, bei beginnenden Abnützungserscheinungen der Gelenke und der Wirbelsäule können sie auch als alleinige oder vorrangige Behandlungsform eingesetzt werden.

Zur physikalischen Medizin gehören folgende Behandlungsformen:

- Physiotherapie (aktive und passive Bewegungstherapie, Massage, Körpertraining)
- Thermotherapie
- Elektrotherapie
- Balneotherapie (Bädertherapie)

Physiotherapie

Ziel der **aktiven Bewegungstherapie** (Heilgymnastik) ist es einerseits, die Beweglichkeit und Funktionsfähigkeit der Gelenke zu erhalten, die Muskulatur zu kräftigen und »nebenbei« Ausdauer und Leistungsfähigkeit zu erhöhen. Das alles ist zwar nicht unmittelbar schmerzlindernd, erhält die Gelenke jedoch in einem Zustand, der Schmerzen vorbeugt. Außerdem steigert Bewegung das allgemeine Wohlbefinden und wirkt daher auch auf diese Weise Schmerzen entgegen.
Selbst wer unter akuten Gelenkschmerzen leidet, darf Gymnastik ausüben, jedoch ist hier erhöhte Vorsicht geboten. In sol-

chen Fällen ist es ratsam, sich bei den Übungen von einem Physiotherapeuten assistieren zu lassen.
Welche Art von Heilgymnastik als Therapie gewählt wird, hängt von der zu Grunde liegenden Erkrankung ab. Eine entzündliche rheumatische Erkrankung wie die chronische Polyarthritis bedarf natürlich anderer Übungen als ein Gelenk- oder Wirbelsäulenleiden, das auf Abnützung zurückzuführen ist. Auch ist zu beachten, ob das Problem im Gelenkbereich selbst, im muskulären Bereich oder am Knochen liegt.

Bei starken Schmerzen an Gelenken oder im Wirbelsäulenbereich ist meist die passive Bewegungstherapie vorzuziehen. Dazu gehören Muskeldehnung durch den Physiotherapeuten und Chiropraktik.
Schmerzen verleiten die betroffenen Muskeln oft zur »Bequemlichkeit«, man nimmt eine Schonhaltung ein, macht also möglichst wenig Bewegung. So verkürzen sich die Muskeln bzw. die Muskelmasse nimmt rasch ab, was wiederum eine Bewegungseinschränkung und erneute Schmerzen nach sich zieht. Hier hilft **Muskeldehnung**. Der Physiotherapeut bewegt den betroffenen Körperteil entsprechend der Funktion des verkürzten Muskels sanft in die entsprechende Richtung.
Wie Zauberei wirkt oft die **Chiropraktik (Manualtherapie)**, wenn Blockaden im Bewegungsapparat, die Schmerzen verursachen, binnen Sekunden gelöst werden. Durch spezielle Handgriffe kann der Manualtherapeut feststellen, welche Störungen an Gelenkspiel und Muskulatur des Bewegungsapparates vorliegen, und die richtige Technik anwenden. Grundsätzlich gibt es in der Chiropraktik drei Techniken:

- Mobilisierung
- Traktion
- Manipulation

Durch Mobilisierung wird die Beweglichkeit von Gelenken und der Wirbelsäule verbessert. Durch Traktion (vorsichtiges Dehnen) kann eine Verminderung des Bewegungsschmerzes bei akuten Entzündungen erreicht werden, da sich der Druck auf die Gelenkflächen vermindert. Mit der Manipulation (»Einrenken«) wird das Gelenk über den normalen Bewegungsspielraum hinaus bewegt, wodurch Blockaden gelöst und die Gelenke wieder frei beweglich werden. Meist kommt es damit auch gleich zum Abklingen der Schmerzen.

Bei folgenden Beschwerden und Erkrankungen sollte die Chiropraktik, speziell die Manipulation, nicht angewandt werden: bei Druck auf die Nervenwurzel durch einen Bandscheibenvorfall, bei bösartigen Tumoren an Knochen, Muskeln, Gelenken oder Sehnen, bei Gefäßschäden und Knochenerkrankungen (Osteoporose) sowie bei besonders starken Abnützungserscheinungen an Gelenken oder Wirbelsäule.

Massage ist eine der ältesten Therapieformen, die sich schon bei Griechen und Römern großer Beliebtheit erfreute. Sie hat sowohl direkte Auswirkungen auf den massierten Bereich als auch systemische, also solche auf den ganzen Körper. Die Massage fördert Durchblutung, beseitigt schmerzhafte Muskelverspannungen, kann die Muskeln bei Bedarf auch kräftigen. Sie sorgt überdies für verbesserte Ernährung des Bindegewebes, kann lymphatische Stauungen lösen und kann über Beeinflussung des vegetativen Nervensystems zur »reflektorischen« Schmerzlinderung führen.

Die unterschiedlichen Wirkungsschwerpunkte der verschiedenen Massagemethoden

- Klassische Massage
  - ◆ Durchblutungssteigerung
  - ◆ Muskellockerung
  - ◆ Muskelkräftigung
  - ◆ psychische Entspannung
- Apparative Massage
  - ◆ wie bei klassischer Massage
- Lymphdrainage
  - ◆ Förderung des Lymphabflusses
- Reflexzonenmassage
  - ◆ reflektorische Fernwirkung auf alle Organ- und Körperbereiche
- Unterwasserdruckstrahlmassage
  - ◆ Muskelentspannung
  - ◆ Durchblutungsförderung

☛ Bei folgenden Erkrankungen sollten Sie auf Massage verzichten:

- ◆ Hautentzündungen
- ◆ Eiterungen
- ◆ frische Verletzungen
- ◆ fieberhafte Erkrankungen
- ◆ Störung der Blutgerinnung
- ◆ Morbus Sudeck (Funktionsstörung nach Verletzungen)
- ◆ Vorsicht ist auch bei Krebserkrankungen und stark fortgeschrittener Osteoporose angebracht.

In weiterem Sinne gehört zur Physiotherapie auch das vom Patienten selbst ausgeführte **Körpertraining**, das die Ausdauer und Leistungsfähigkeit erhöht und gleichzeitig Schmerzen bis zu einem gewissen Grad lindert. Gerade bei Schmerzpatienten herrscht sehr oft Bewegungsmangel vor. Der damit verbundene erhöhte Erregungszustand des Sympathikus-Nervs (Sympathikotonus) schafft dann ideale Bedingungen für die Entwicklung eines Schmerzsyndroms. Betroffene befinden sich sozusagen in einem Teufelskreis: Weil sie Schmerzen haben, bewegen sie sich möglichst wenig. Weil sie sich wenig bewegen und auch wegen der Schmerzen, kommt es zur Erhöhung des Sympathikotonus. Dessen Erhöhung wiederum zieht eine Schmerzverstärkung nach sich. Bewegung und verstärkte körperliche Aktivität sind also wesentliche unterstützende Faktoren zur Beseitigung von Schmerzen. Sie können wählen zwischen regelmäßigem flotten *Spazierengehen, Jogging, Radfahren, Skilanglauf* oder anderen Ausdauersportarten.

Es ist kaum zu glauben, welche positiven Veränderungen allein durch regelmäßige *Spaziergänge* oder Wanderungen erreicht werden. Abgesehen von der Beeinflussung des Sympathikotonus durch die körperliche Aktivität, nährt flottes Gehen auf weichem Untergrund (Waldwege etc.) auch die Bandscheiben. Gerade bei Schmerzen in diesem Bereich kann damit deutliche Besserung erzielt werden. Wichtig ist, dass man nicht auf asphaltierten Wegen geht und Schuhe mit weicher, gut gefederter Sohle trägt.

Eine intensivere Methode ist das *Joggen*. Wer regelmäßig joggt, dessen Gehirn schüttet vermehrt Endorphine aus, jene Substanzen, die für Wohlbehagen und Glücksgefühle verantwortlich sind. Und wer auf Grund der Endorphinausschüttung Wohlbehagen empfindet, der kann nicht gleichzeitig Unbehagen und Schmerz empfinden. Das eine schließt das andere aus. Es lassen sich bei regelmäßigem Joggen also erstaunliche Erfolge in der Schmerzhemmung erzielen. Wichtig ist, dass langsam und mit kürzeren Strecken begonnen und erst allmählich die Leistung gesteigert wird. (Allerdings kann Joggen selbst zu Gelenkveränderungen führen, vor allem bei Verwendung schlechten Schuhwerks.) Bei Schmerzen im Bewegungsapparat oder bei Herz-Kreislauf-Problemen sollte vorher der Arzt zu Rate gezogen werden. Statt Joggen kann man aber auch andere Ausdauersportarten wählen wie Radfahren, Skilanglauf etc. Bei Schmerzen zu vermeiden sind Sportarten, die große Kraftanstrengung erfordern oder einseitig belasten (z. B. Tennis).

Thermotherapie

Darunter versteht man die Behandlung mit Wärme und Kälte. **Wärmetherapie** führt zu Schmerzlinderung durch Muskelentspannung, fördert die Durchblutung und den Stoffwechsel des behandelten Gewebes. Anwendungsgebiete sind vor allem der Weichteilrheumatismus und Abnützungserscheinungen an Gelenken und Wirbelsäule. Wärme lindert chronische Schmerzzustände, verstärkt aber Entzündungen, insbesondere in der Akutphase!

Schmerzstillende Wärmeanwendung kann durch Kompressen, Bäder, Wickel oder durch Packungen erfolgen sowie durch Infrarotbestrahlung, Kurzwellen-, Mikrowellen- und Ultraschalltherapie.

- Kompressen: Ein Tuch wird in abgestandenes Wasser oder Absud aus beruhigenden Substanzen getaucht und auf die schmerzende Stelle gelegt. Wirksam sind feuchte Kompressen vor allem bei Migräne oder Schmerzen im Augenbereich.
- Wickel sind vielseitig anwendbar: gegen Kopfschmerzen, bei Beschwerden im Magen-Darm-Bereich sowie bei Leber- oder Nierenschmerzen (Näheres in den entsprechenden Kapiteln). Sie brauchen dafür drei Tücher: ein Leinentuch, das nass gemacht wird, ein trockenes Tuch und ein großes

Frotteetuch. Tauchen Sie das Leinentuch in kaltes, abgestandenes Wasser und wickeln Sie es dann ganz fest um die entsprechende Körperstelle. Es darf keine Luft eindringen. Darüber wickeln Sie – ebenfalls sehr straff – das trockene Tuch. Darauf kommt abschließend ein großes Frotteetuch. Nach anfänglichem Kältegefühl entwickelt sich nach etwa 20 Minuten Wärme bis zum richtigen Dunsten. Jeder Wickel muss insgesamt eineinhalb Stunden einwirken. Während dieser Zeit sollten Sie entspannt im Bett liegen.

- Packungen werden mit Moor, Schlamm oder Fango durchgeführt. Mit heißen Packungen (45 bis 55 Grad) behandelt man chronische (!) entzündliche und degenerative Erkrankungen des Bewegungsapparates und Muskelzerrung. Auch warme Packungen (37 bis 45 Grad) können dafür angewendet werden. Zusätzlich eignen sich warme Packungen zur Therapie von Neuralgien, Nervenentzündungen und Sehnenscheidenentzündungen.
- Bäder sind eine von jedermann einfach durchzuführende Behandlungsmaßnahme. Ein *Vollbad* mit 37 Grad Wassertemperatur (etwa 10 Minuten lang) ist ein wirksames Mittel gegen Schmerzen im Bewegungsapparat und Verspannungen. *Ansteigende Bäder* können zur Behandlung von Spannungskopfschmerz und rheumatischen Beschwerden eingesetzt werden.

Am einfachsten anzuwenden ist das ansteigende Armbad: Man setzt sich vor ein Waschbecken, das mit lauwarmem Wasser gefüllt ist. Darin werden die Unterarme eingetaucht. Währenddessen lässt man warmes Wasser so langsam zufließen, dass binnen 15 Minuten die Wassertemperatur von etwa 34 auf 40 Grad ansteigt.

☛ Gegenanzeigen zur *Wärmeanwendung*:

- akute Gelenksentzündungen
- Venenentzündungen

- schwere Herzerkrankungen
- aktive Tuberkulose
- frische Blutungen
- Schwellungen
- starker Bluthochdruck

Wird Wärme vor allem bei chronischen Schmerzen angewandt, so kommt **Kältetherapie** hauptsächlich in Akutfällen zum Tragen: akute Entzündungen, akuter Schmerz. Durch Herabsetzung der Nervenerregbarkeit kommt es mittels Kälteanwendung ebenfalls zu Muskelentspannung. Außerdem werden Blutfluss und Ödeme durch Kälte gemindert.
Kälteanwendung kann in Form von Eispackungen, Eistauchbädern, Gelbeutel (so genannte Cool Packs), kalte Luft, Vereisungsspray, Aufbringen von Kohlensäureschnee oder flüssigem Stickstoff erfolgen sowie durch kurze kühle Armbäder oder kalte Packungen mit Schlamm bzw. Topfen/Quark.

☛ Gegenanzeigen zur *Kältetherapie*:

- Angina pectoris
- akute Nieren- oder Blasenleiden
- Gefäßverengungen
- Kälteantikörperbildung

Zusammenfassend noch einmal die Regeln der Thermotherapie:

- Akute Schmerzen werden meist mit Kälte, chronische Schmerzen mit Wärme behandelt.
- Durch Entzündungen verursachter Schmerz spricht besser auf Kälte an und kann durch Wärme sogar verstärkt werden.
- Niemals Behandlungen an einem kalten Körper. Sowohl bei Kälte- als auch bei Wärmeanwendungen sollte der Körper normal warm sein.
- Warme Anwendungen sollten lang, kalte Anwendungen kurz erfolgen.
- Nach Behandlung mit Kälte ist für Wiedererwärmung des Körpers zu sorgen (für ein paar Minuten zurück ins Bett!).
- Der Behandlungsraum muss eine Temperatur von mindestens 22 Grad haben.

Elektrotherapie

Bei dieser Behandlung wirken elektrischer Strom, elektromagnetische Felder oder Schwingungen auf den Körper ein. Durch Elektrotherapie wird einerseits die Durchblutung gefördert und die Muskelentspannung beeinflusst. Andererseits hat elektrischer Strom eine dämpfende Wirkung auf die schmerzleitenden Nervenfasern, wodurch es zur Schmerzlinderung kommt. Behandelt wird mit Niederfrequenz (0 bis 1000 Hz), Mittelfrequenz (1 kHz bis 300 kHz) und Hochfrequenz (2,45 kHz bis 433,93 MHz). Hochfrequenztherapien und Ultraschall wirken jedoch nicht direkt durch den elektrischen Strom wie oben beschrieben, sondern über ihre Wärmeenergie.

Welche der vielen verschiedenen Elektrotherapien zur Anwendung kommt, richtet sich nach der Art der Beschwerden. Hier ein Überblick über schmerzhemmend wirkende Stromarten:

Die Elektrotherapie im Überblick

Stromart/ Therapie	*Wirkung*	*Anwendung*
Gleichstrom (Galvanischer Strom)	Muskelentspannend, schmerzlindernd, durchblutungsfördernd	Muskelverspannungen, Muskelschmerzen, Ischias, Sehnenansatzbeschwerden
Impulsgalvanisation	Durchblutungsfördernd, schmerzlindernd wie galvanischer Strom, jedoch zusätzlich Reizstromcharakter und daher anregend auf die Muskulatur	wie oben
Iontophorese	Über die Gleichstromwirkung können Medikamente durch die Haut in bis zu 3 mm Tiefe eingebracht werden.	Tennisarm, Fersensporn, Schulterschmerz, Karpaltunnelsyndrom (Beschwerden durch den eingeengten Medianus-Nerv in der Handwurzel)

Hydro-elektrisches Bad	Schmerzlinderndes stromdurchflutetes Bad bei 35–38 Grad Wassertemperatur	Muskelschmerzen, Nervenschmerzen, Wirbelsäulen- und Gelenkabnützungen
Diadynamische Ströme	Schmerzstillend, muskelentspannend, durchblutungsfördernd	Bei Muskel- und Sehnenbeschwerden, Gelenkabnützungen, chronischen Gelenkentzündungen, Spondylose
Interferenzströme	Muskelentspannend, schmerzstillend	Wie bei diadynamischen Strömen, zusätzlich wird auch die Erguss- und Ödemresorption begünstigt
Hochfrequenztherapie und Ultraschall	Durch Erwärmung der behandelten Bereiche Muskelentspannung, Schmerzlinderung und Durchblutungsförderung	Wie bei Wärmetherapie

Transkutane Nerven-stimulation (TENS)	Ein Niederfrequenz-Impulsstrom hemmt die Schmerzfasern der Nerven, dadurch Schmerzstillung.	Chronische Schmerzen bei Wirbelsäulen-abnützung, bei Sehnen-Muskel-Ansatz-Beschwerden und anderen chronischen Schmerz-zuständen. Das Gerät ist klein wie eine Zigaretten-schachtel und kann vom Patienten bedient werden. Daher für eine Dauerbehandlung chronischer Schmerzen geeignet.

☛ *Gegenanzeigen zur Elektrotherapie:*

- Herzschrittmacher! Befindet sich ein Schrittmacher im Einflussgebiet einer Elektrotherapie, so kann es zu lebensbedrohlichen Funktionsstörungen kommen.
- Metallteile im Einwirkungsgebiet des Stroms (z. B. künstliche Gelenke, Schrauben nach Bruchbehandlungen, Metallsplitter).
- Krankhafte Hautveränderungen im Behandlungsbereich (Entzündungen, Wunden etc.).
- Venenentzündung im Anwendungsbereich.
- Bei Herzschwäche oder hohem Blutdruck besteht Verbot für ein hydroelektrisches Vollbad.

Balneotherapie (Bädertherapie)

Hier werden im Rahmen einer Kurbehandlung natürlich vorkommende Heilmittel wie Heilwässer, Moor, Schwefel etc. zur Behandlung und Vorbeugung chronischer Erkrankungen verwendet. Man unterscheidet je nach Inhaltstoffen natürliche Warmbäder, Jodbäder, Solebäder, Kohlensäurebäder, Schwefelbäder, Moorbäder und Radonbäder. Die Heilwirkung beruht auf einer Kombination aus Badeinhaltstoffen, Wärmeeinwirkung und Klimafaktoren zusammen mit anderen physikalischen Therapiemaßnahmen. Das Kurbad allein ist jedenfalls kein umittelbar wirkender schmerzstillender Faktor und wird deshalb an dieser Stelle auch nur der Vollständigkeit halber angeführt.
Zur Anwendung kommt die Bädertherapie bei Gelenkabnützung, Wirbelsäulenabnützung (Spondylarthrose), Weichteilrheumatismus und Morbus Bechterew (chronische Entzündung der Wirbelsäule).

☛ *Gegenanzeigen zur Bädertherapie:*

- Schwere Erkrankungen wie Krebs oder Tuberkulose;
- fieberhafte Erkrankungen;
- schlechter Allgemeinzustand;
- gravierende Herz-Kreislauf-Leiden;
- akute Gelenkentzündungen;
- hohe Blutsenkung;
- entzündliche rheumatische Erkrankungen in akuten Zuständen.

Genaueres darüber, welche Methoden bei welchen Schmerzsyndromen zur Anwendung kommen, lesen Sie in den entsprechenden Schmerz-Kapiteln.

Schmerzhemmung durch psychologische Maßnahmen

Viele Schmerzen sind körperlich bedingt und bei kurzer Dauer auch sehr gut mit Medikamenten und/oder Physiotherapie zu beherrschen. Dauert der Schmerzzustand länger an, entwickelt sich automatisch eine psychische Komponente, die den Schmerz fördert und aufrechterhält. Psychologische Maßnahmen zur Schmerzbekämpfung müssen bei körperlich bedingten Schmerzen daher vor allem dann eingesetzt werden, wenn chronisch Schmerzkranke auf Grund ihres Leidens psychische Probleme bis hin zu schweren Depressionen entwickeln. In diesen Fällen ist es sinnvoll, die regelmäßige Gabe von Schmerzmedikamenten durch zusätzliche psychologische Maßnahmen wie Gesprächstherapie oder Ähnliches zu unterstützen.

Ein anderes Anwendungsgebiet sind psychosomatische Schmerzzustände, wenn also ein seelisches Problem zu körperlichen Beschwerden führt. Wie bei organischen Erkrankungen genügt es auch hier nicht, die Schmerzsymptome zu bekämpfen, sondern der Ursache muss auf den Grund gegangen werden – in diesem Fall dem seelischen Problem. Ob eine Psychotherapie sinnvoll ist, Entspannungstechniken ausreichen oder der Patient eine jahrelange Psychoanalyse beginnen soll, um die Ursachen seiner Probleme zu erforschen, hängt einerseits vom Problem selbst ab, andererseits auch vom Alter des Patienten und von seiner Persönlichkeit. Welche Therapie geeignet ist, muss von Fall zu Fall entschieden werden.

Aber auch simpler Stress, Arbeitsüberlastung und familiäre Probleme können zu körperlichen Schmerzen führen. Denn wenn wir innerlich unter Anspannung stehen, verspannt sich auch der Körper. Und verspannte Muskulatur tut weh. Entspannungstraining ist hier als Therapie sehr wirksam.

Schließlich kann, wie bereits erwähnt, psychische Veränderung (bewusst positives Denken, seelische Entspannung, die spontane Freude über etwas oder angespannte Konzentration) zum »Vergessen« der Schmerzen führen. Verantwortlich für derartige Schmerzhemmungen und Erleichterungsgefühle sind geringere Aktivierung von Schmerzimpulsen durch das Großhirn, aber auch opiumähnliche Substanzen des eigenen Nervensystems, die in bestimmten Situationen ausgeschüttet werden.
Von den derzeit in Österreich zugelassenen 17 psychotherapeutischen Schulen sollen hier nur zwei kurz erwähnt werden. Informationen über Yoga, Meditation u. Ä. finden Sie im Anhang.

Psychotherapie

Innerhalb der Psychotherapie gibt es mehrere verschiedene Methoden. Die am häufigsten eingesetzte ist die *Gesprächstherapie.* Der Patient erzählt dem Psychotherapeuten, was ihn bewegt, mit welchen Problemen er zu kämpfen hat, aber auch Träume usw. Der Psychotherapeut gibt zwar keine Antworten und Lösungen vor – er hört in erster Linie zu –, allerdings leitet er das Gespräch in eine bestimmte Richtung, wirft Fragen auf, die dem Patienten selbst Zusammenhänge (eventuell mit vorangegangenen Erlebnissen, mit der Kindheit etc.) klarmachen. Lösungen werden dann gemeinsam entwickelt. Eine Abwandlung der Gesprächstherapie ist die *Gruppentherapie.* Jedoch kommt hier zu den wegweisenden Fragen und Bemerkungen des Therapeuten noch das Echo der Gruppenmitglieder hinzu.

Psychoanalyse

Diese Behandlung dauert sehr lange (mindestens drei, vier Jahre), und da sich eine sehr enge Beziehung zum Analytiker entwickelt, sollte sie nicht vorzeitig abgebrochen werden. In der Psychoanalyse wird Schritt für Schritt die Vergangenheit, vor allem auch die Kindheit, bewusst gemacht und aufgearbeitet. Dabei wird versucht, den innerseelischen Ursachen bestehender Probleme auf den Grund zu kommen und dadurch Lösungen für aktuelle Probleme zu erarbeiten.

Schmerzhemmung durch Operation

In seltenen Fällen sprechen Patienten weder auf starke schmerzstillende Medikamente noch auf andere Methoden an. Als letzte Möglichkeit eines Versuchs, diese Menschen doch noch von unerträglichen Dauerschmerzen zu befreien, stehen chirurgische Maßnahmen zur Verfügung. Obwohl diese operativen Methoden heute bereits einen sehr hohen technologischen Stand erzielt haben (auch hier wird die Mikrochirurgie eingesetzt), sind sie leider nicht immer von Erfolg gekrönt.

Drei verschiedene Verfahren können angewandt werden:
- Schmerzbahnen werden chirurgisch durchtrennt.
- Elektrostimulationsgeräte, die auf die Schmerzempfindung hemmend wirken, werden implantiert.
- Kleine Pumpen mit schmerzhemmenden Substanzen werden eingepflanzt.

SPEZIELLE SCHMERZEN

Kopfschmerzen

Kaum ein Schmerz stößt auf so wenig Verständnis bei den lieben Mitmenschen wie der Kopfschmerz. Vielfach wird auch heute noch die Ansicht vertreten, dass Kopfschmerzen oft eingebildet seien oder einfach eine bequeme Ausrede, um sich vor unangenehmen Situationen zu drücken. Der Schmerzmittelverbrauch beweist jedoch das Gegenteil: Wussten Sie, dass Kopfschmerztabletten weltweit an erster Stelle der Verbrauchsstatistiken stehen? Kein Schmerz führt so viele Patienten in die Apotheke und geht mit einem derart hohen Tablettenkonsum einher wie der Kopfschmerz. Allerdings sucht nicht einmal die Hälfte der Betroffenen einen Arzt auf. Kopfschmerz gilt als etwas, das man selbst behandelt. Doch in den meisten Fällen leider nicht mit natürlichen und harmlosen Selbsthilfemaßnahmen, sondern mit dem Griff in die Tablettenschachtel. Was nicht so schlimm ist, wenn dieser Griff nicht allzu häufig getan wird. Das ist aber nicht der Fall. Wie sonst wäre es möglich, dass 70 Prozent aller Fälle von Arzneimittelmissbrauch und -abhängigkeit Kopfschmerzpatienten betreffen und 20 Prozent aller Nierenkarzinome durch Arzneimittelmissbrauch mitverursacht werden?

Diese Zahlen sind wohl Grund genug, sich mit dem Thema Kopfschmerz ernsthaft zu befassen. Als Arzt, als Patient und als »Mitmensch« eines Betroffenen.

Zwar sind die Ursachen für Kopfschmerzen in den meisten Fällen wohl harmlos, doch können die Schmerzen so unerträglich

werden, dass bei manchen Menschen sogar Selbstmordgedanken aufkommen. Für den Arzt ist es nicht immer ganz leicht herauszufinden, woher das Kopfweh kommt. Kaum ein anderer Schmerz kann so viele unterschiedliche und oft schwer erfassbare Hintergründe haben: von Stress über Nacken- oder Kieferprobleme bis zum Gehirntumor. Ernsthafte organische Ursachen liegen jedoch, wie bereits erwähnt, dem Kopfschmerz nur in Ausnahmefällen zu Grunde. So genannte sekundäre oder symptomatische Kopfschmerzen, die als Begleiterscheinung einer speziellen Erkrankung auftreten, betreffen lediglich zehn Prozent aller Leidenden. Und auf etwa 1000 Patienten kommt ein einziger Fall, wo die Schmerzen auf einen Gehirntumor zurückzuführen sind.
Vielmehr sind die Kopfschmerzen häufig Alarmsignal körperlicher oder seelischer Überlastung. Manchmal entstehen sie durch Wetterfühligkeit, Nackenverspannung oder als Begleiterscheinung anderer Beschwerden wie Verstopfung, Menstruation, niedriger Blutdruck, Infektionen im Zahn- oder Kieferbereich oder durch Neuralgien. 90 Prozent aller Kopfschmerzen sind der Migräne oder dem Spannungskopfschmerz zuzuordnen. So harmlos die Ursache für Kopfweh in den allermeisten Fällen auch ist, so darf sie trotzdem nie unterschätzt werden. In folgenden Situationen sollten Sie auf jeden Fall zur Abklärung einen Arzt aufsuchen:

- Wenn die Kopfschmerzen durch Husten verstärkt werden. Es könnte unter Umständen eine Störung des zentralen Nervensystems dahinter stecken.
- Wenn die Schmerzen nach einem Sturz oder Schlag auftreten.
- Wenn Sie in der Nacht mit Kopfschmerzen aufwachen.
- Wenn plötzlicher Kopfschmerz bei älteren Menschen auftritt. Er könnte Vorbote eines Schlaganfalls sein.
- Wenn das Kopfweh mit Fieber oder Verwirrung einhergeht.
- Wenn ein Kind unter starken Kopfschmerzen leidet.

- Wenn ein konstanter oder häufig auftretender dumpfer Kopfschmerz besteht – er könnte Zeichen eines hohen Blutdrucks sein.
- Wenn ein Kopfschmerz besonders heftig, plötzlich einschießt und eventuell auch Nackenschmerzen bestehen – es könnte eine Blutung aus einem Hirngefäß sein.

Migräne

Durch den Schädel scheinen Blitze zu gehen, man will etwas sagen und bringt die Wörter nicht heraus. Das verdunkelte Zimmer ist der einzige Zufluchtsort. Doch auch hier können die Schmerzen so unerträglich werden, dass bei manchen Menschen sogar Selbstmordgedanken aufkommen. Migräne zählt zur schlimmsten Form der Kopfschmerzen.

Symptome: Typisch für Migräne ist zunächst das einseitige Auftreten der Schmerzen, die sich im Laufe des Anfalls auf die andere Kopfhälfte oder auf den ganzen Kopf ausbreiten können. Der Schmerz hat anfangs pulsierenden Charakter, ist mittelstark bis unerträglich und verstärkt sich bei körperlicher Aktivität. Oft besteht auch ein Zusammenhang mit der Menstruation. Ein Migräneanfall kann unterschiedlich lang dauern, von vier bis 72 Stunden. Meist sind Übelkeit und Erbrechen sowie Licht- und Lärmempfindlichkeit als Begleiterscheinungen vorhanden.
Die Anfälle gliedern sich üblicherweise in drei Abschnitte: Im ersten Stadium, in dem oft noch kein Schmerz auftritt, kommt es zu Sehstörungen, manchmal begleitet von Schwindelgefühl, Gefühls- und Sprachstörungen. Diese Phase dauert etwa eine halbe Stunde. Das zweite Stadium, in dem bereits starke

pulsierende Kopfschmerzen auftreten, kann viele Stunden anhalten. Oft kommen in dieser Phase noch Brechreiz oder Bauchkrämpfe hinzu. Das dritte Stadium schließlich kann sich über mehrere Tage erstrecken. Der pulsierende ist nun einem dumpfen Schmerz gewichen, häufig begleitet von leichter Übelkeit.

Ursachen: Man nimmt an, dass sich bei einem Migräneanfall rein organisch Folgendes abspielt: Aus unterschiedlichen Gründen (Rauchen, seelische und körperliche Anspannung, falsche Ernährung) verengen sich Blutgefäße im Gehirn, was zu Sauerstoffmangel führt, der wiederum Schmerzen hervorruft. Später erweitern sich dann die Arterien zwar wieder, doch diese schwankenden Durchblutungsverhältnisse lösen biochemische Prozesse aus, die ihrerseits wieder zu Schmerzen führen.

Als eigentliche Auslöser eines Migräneanfalls können zahlreiche Faktoren in Frage kommen: Alkohol, Käse, Schokolade, körperliche Belastung, hormonelle Veränderungen (z. B. durch die Menstruation), grelles Licht, Lärm, Föhn, vor allem aber psychische Belastungen. Etwa 60 Prozent aller Migränepatienten reagieren auf innere Spannungen mit einem Anfall. Meist treten die Schmerzattacken jedoch erst dann auf, wenn die belastende Situation, mit der man nicht gesund umgehen kann, vorbei ist. Denn beginnt der Stress sich zu lösen, so kommt es nach der Anspannung und Verengung der Blutgefäße plötzlich zur Entspannung. Und der oben beschriebene Schmerzprozess setzt ein. Daraus erklärt sich auch die Tatsache, dass Migräneanfälle sehr häufig am Wochenende oder zu Urlaubsbeginn auftreten.

Grundsätzlich sind von Migräne eher Menschen unter 40 betroffen, außerdem mehr Frauen als Männer (das Verhältnis ist etwa 4 : 3). Auch familiäre Vorbelastung erhöht das Risiko, an Migräne zu erkranken. Allerdings konnte eine Vererbung nicht

bewiesen werden. Eher dürfte es wohl so sein, dass in Familien gehäuft mit Belastungen auf dieselbe (oft krankmachende) Art umgegangen wird.
Ein großer Teil der Migränepatienten leidet außerdem unter Ängsten – vor einem Menschen, einer Krankheit, in geschlossenen Räumen etc. Letztlich kann auch die Angst vor einem Migräneanfall selbst zum Anfall führen. Zudem wurde beobachtet, dass Kopfschmerz- und Migränepatienten häufiger als andere Menschen von depressiven Stimmungen geplagt werden. Ob diese als Folge der Schmerzen entstehen oder mit deren Entstehung zusammenhängen, weiß man nicht.
Ein häufiges Charakteristikum von Migränepatienten ist auch, ständig in Zeitnot zu sein. Sie neigen dazu, sich und ihren Körper ständig zu überfordern und damit in Zeitdruck zu bringen. Wer lernt, seine Zeit so einzuteilen, dass kein Druck entsteht, und hin und wieder auch nein sagt, der hat bereits einen ersten Schritt zur Behandlung seiner Migräne getan. Doch darüber später Näheres.

Ärztliche Behandlung: Bei leichteren Anfällen wird der Arzt zu Selbsthilfemaßnahmen raten (siehe dort) und lediglich gegen die Übelkeit den Wirkstoff *Metoclopramid* (in »Paspertin«) verordnen. Auch Injektionen mit einem Lokalanästhetikum im Bereich des Hinterhauptknochens oder in den Trapezmuskel bringen Erleichterung.
Treten mittelstarke Anfälle auf, empfiehlt sich ebenfalls Metoclopramid gegen Übelkeit und 20 Minuten später ein Schmerzmittel auf der Basis von *Acetylsalizylsäure* (z. B. »Aspirin«) oder *Paracetamol.* Bei besonders starken Anfällen wird der Arzt eventuell *Ergotamin* (z. B. »Migräxa«) oder *Sumatriptan* (»Imigran«) verordnen. Prinzipiell ist die Einnahme von Schmerzhemmern mit mehreren Bestandteilen zu vermeiden, da diese besonders schnell zu Abhängigkeit und Nierenschädigungen führen.

Kündigt sich ein Migräneanfall an (jeder Migränepatient kann seine persönlichen Vorzeichen durch Selbstbeobachtung herausfinden: manche verspüren Heißhunger auf etwas Bestimmtes, andere sind besonders schlecht aufgelegt etc.), kann zur Vorbeugung die Einnahme von *Domperidon* (»Motilium«) den Anfall oft verhindern oder zumindest mildern.
Bei menstruationsbedingter Migräne hilft manchen Frauen die Einnahme von *Magnesium* eine Woche vor und während der Regel. Erforderlich ist jedoch eine Dosis von 600 bis 900 mg pro Tag, die in Einzelfällen zu Durchfall führen kann.
Sind die Kopfschmerzen von Depressionen begleitet, so empfiehlt sich die Gabe von Antidepressiva, die, wie bereits erwähnt, ja auch schmerzhemmend wirken. Gerade hier hat sich der Einsatz stimmungsaufhellender Medikamente mit dem Wirkstoff *Amitriptylin* bewährt.
Auch das Auftragen einer Lokalanästhetiksalbe auf die betreffende Region kann Schmerzen lindern.

Selbsthilfe: Im akuten Anfall empfiehlt sich Ruhe und Liegen in einem abgedunkelten Raum. Ein feuchtes Tuch über die Augen bringt in vielen Fällen schon etwas Erleichterung. Auch Rotlichtbestrahlung oder sanfte Schultermassage lindert.
Zusätzlich helfen *Entspannungsübungen* den Anfall leichter zu überstehen.
Aus dem *Yoga* empfiehlt sich vor allem die folgende Übung: Legen Sie sich entspannt auf den Rücken. Nun spannen Sie die mimischen Muskeln mindestens sechs Sekunden lang an und entspannen sie wieder: Beißen Sie die Zähne zusammen und lassen Sie wieder locker, runzeln Sie die Stirn, ziehen Sie die Augenbrauen zusammen, spitzen Sie die Lippen etc. Vergessen Sie dabei aber nicht auf das Wichtigste bei allen Yogaübungen, die (Bauch-)Atmung. Anspannen beim Einatmen und in der nachfolgenden Pause mit vollen Lungen, beim Ausatmen entspannen.

Unterstützend kann eine heiße Dusche oder Kompresse wirken: *Wasser* auf den Nacken prasseln lassen oder ebendort eine heiße *Kompresse* auflegen. Das entspannt die Nackenmuskulatur, verengte Blutgefäße werden freigelegt und das Blut kann wieder ungehindert Sauerstoff ins Gehirn transportieren.
Der folgende *Wadenwickel* (siehe auch S. 46) hilft gut gegen Migräne, die durch Blutstau im Kopf verursacht wird: den Bereich vom Knie bis zum Knöchel fest umwickeln. Danach eineinhalb Stunden ins Bett legen. Schon nach kurzer Zeit lässt der Kopfschmerz nach, doch sollten Sie den Wickel trotzdem eineinhalb Stunden lang einwirken lassen.
Besonders wirksam ist die so genannte *B10-Massage-Gymnastik,* eine Abfolge verschiedener *Akupressuranwendungen*: Drücken Sie mit dem Daumen hintereinander fünfmal je fünf Sekunden kräftig folgende Akupressurpunkte:

- MP3, der sich knapp hinter dem 1. Mittelfußknochen befindet;
- MP4 auf der Fußinnenseite am höchsten Punkt des Fußgewölbes;
- B63 einen Querfinger vor und unterhalb des äußeren Knöchels;
- B10 in Höhe des Haaransatzes am Hinterkopf, etwa einen Fingerbreit links und rechts von der hinteren Körpermittellinie;
- M41 in der Mitte der vorderen Querfalte des Sprunggelenks.

Danach massieren Sie den Fuß von der Sohle bis zum Knie und drücken nochmals den Punkt MP4 und abschließend mit beiden Daumen gleichzeitig die Punkte B10.
Weitere Akupressur-Maßnahmen gegen Kopfschmerzen:

- Mit Daumen und Zeigefinger einer Hand am Nasenbein in den inneren Augenwinkeln Druck ausüben.
- Beide Zeigefinger knapp unter den Augenbrauen auflegen und nach oben Druck ausüben, bis Sie eine besonders schmerzempfindliche Stelle finden.

- Massieren Sie mit Druck das kleine Grübchen, das sich an jener Stelle befindet, wo Augenbraue und gerade Fortsetzung des äußeren Augenwinkels einander schneiden.
- Drücken Sie auf einen Punkt hinter den Ohren, wo sich ein deutlich fühlbarer, nach unten zeigender Knochen befindet.

Weitere Details zu den Akupressurpunkten finden Sie in dem Buch von Prof. Dr. med. Alexander Meng und Wolfgang Exel, »Chinesisch heilen«, Kneipp-Verlag.

Auch *Fußreflexzonenmassage* hat sich bei Kopfweh als schmerzlindernd erwiesen. Massieren Sie mit den Fingern den großen Zeh an der Unterseite und an den Rändern kräftig ein bis zwei Minuten lang.

Hängt die Migräne mit niedrigem Blutdruck zusammen, so kann dem durch tägliches Trockenbürsten und Wechselduschen abgeholfen werden.

Als Vorbeugung und Langzeitbehandlung einer Migräne ist es zunächst wichtig, die Ursachen für die Durchblutungsstörungen und Verengungen der Blutgefäße im Kopf zu beseitigen:

- Hören Sie auf zu rauchen!
- Ihre Ernährung sollte sich aus viel Kohlenhydraten, wenig tierischem Fett, Purin und Eiweiß zusammensetzen, bescheiden gesalzen sein, ausreichend Kalium, Kalzium, Magnesium, ungesättigte Fettsäuren und Vitamine enthalten. Zu meiden sind Alkohol, Kaffee, raffinierter Zucker. Kopfschmerzauslösende Blutzuckersenkungen können Sie außerdem durch mehrere kleinere Mahlzeiten und relativ kurze Pausen zwischen den Mahlzeiten verhindern.
- Beobachten Sie, welche Faktoren letztlich einen akuten Anfall bei Ihnen auslösen, und versuchen Sie diese zu meiden. Ein Migränekalender, auf dem Zeitpunkt, auslösende Situation, die vor dem Anfall konsumierten Speisen und Getränke, Intensität und Dauer der Schmerzattacke vermerkt werden, hilft Ihnen dabei.

- Da in den meisten Fällen Stress und innere Anspannung einen Migräneanfall verursachen, sollten Sie in erster Linie hier ansetzen. Ändern Sie Ihre (vermutlich stressigen) Lebensgewohnheiten. Lernen Sie zwischen wichtigen und unwichtigen Dingen zu unterscheiden und lassen Sie sich nicht von Letzteren unnötigerweise überfordern. Arbeiten und erledigen Sie nicht einfach drauflos, sondern machen Sie sich eine Liste mit vorrangigen und weniger dringenden Dingen. Für deren schrittweise Erledigung erstellen Sie dann einen Zeitplan, an den Sie sich allerdings auch halten müssen. Nur so vermeiden Sie unnötigen Stress, der nicht nur Anfälle auslöst, sondern Ihnen oft nicht einmal die Zeit zur Behandlung Ihrer Migräne lässt.
  Auch sollten Sie ein wenig in sich hineinhorchen, welche Probleme sich in Ihrem Inneren angesammelt haben, die jahrelang verdrängt wurden. Einerseits hilft vielleicht eine Gesprächstherapie mit unbewältigten Problemen fertig zu werden. Andererseits lassen sich Körper und Seele mit Entspannungsübungen (siehe Anhang) wieder ins Gleichgewicht bringen. Der migräneauslösende Stress verschwindet dabei ebenso wie die durchblutungsstörenden Muskelanspannungen. Welche der in diesem Buch beschriebenen Entspannungstechniken Sie wählen, ist reine Geschmackssache. Die Wirkung ist stets die gleiche.
- Lernen Sie richtig zu atmen. Wie Sie Schmerz gezielt »wegatmen« bzw. ihn gar nicht aufkommen lassen, lesen Sie unter »Yoga« im Anhang.
- Bewegen Sie sich viel und halten Sie sich häufig an frischer Luft auf. Nachweislich leiden Menschen, die viel im Freien sind, weniger oft an Migräne als Stubenhocker. Außerdem sorgt beispielsweise Ausdauertraining wie Joggen für die Ausschüttung von Endorphinen, jenen körpereigenen Hormonen, die Wohlbehagen hervorrufen und Schmerz hemmen.

Übrigens können Sie mit Hilfe des folgenden Tests herausfinden, ob Sie grundsätzlich ein »Migränetyp« sind. Falls Sie einen Großteil der nachstehenden Fragen mit »Ja« beantworten, neigen Sie tatsächlich zu Migräne. In dem Fall können Sie bereits vorbeugend mit oben beschriebenen Maßnahmen und vernünftiger Lebensweise eventuelle Anfälle verhindern.

- Sind Sie ein Morgenmuffel und werden erst abends so richtig leistungsfähig?
  ❒ ja ❒ nein
- Stört Sie zu viel Licht?
  ❒ ja ❒ nein
- Können Sie sich schlecht konzentrieren?
  ❒ ja ❒ nein
- Reagieren Sie überempfindlich auf Gerüche (beispielsweise von Knoblauch, Kaffee, Tabak etc.)?
  ❒ ja ❒ nein
- Kommt es bei Ihnen manchmal zu Gedächtnislücken (Sie gehen in die Küche und wissen nicht mehr, was Sie dort wollten)?
  ❒ ja ❒ nein
- Leiden Sie manchmal an Sinnestäuschungen?
  ❒ ja ❒ nein
- Sind Sie ständig in Zeitnot?
  ❒ ja ❒ nein
- Werden Sie oft von Ängsten oder Albträumen geplagt?
  ❒ ja ❒ nein
- Gibt es in Ihrer Familie Migränefälle?
  ❒ ja ❒ nein

Spannungskopfschmerz

Symptome: Der Schmerz hat typischerweise drückenden oder ziehenden Charakter, tritt beidseitig auf und ist meist leicht bis mäßig. Im Gegensatz zur Migräne verstärkt er sich bei körperlicher Aktivität nicht, es fehlt auch die Übelkeit. Allerdings kann es zu Licht- und Lärmempfindlichkeit kommen. Spannungskopfschmerz kann fallweise, immer wiederkehrend, auftreten und Minuten oder Tage andauern, er kann aber auch chronischen Charakter annehmen.

Ursache: Es konnte bisher zwar nicht hundertprozentig nachgewiesen werden, dass bei Patienten mit Spannungskopfschmerz tatsächlich erhöhte muskuläre oder seelische Spannungen bestehen, doch wird die Bezeichnung trotzdem verwendet. Es ist auch mit großer Wahrscheinlichkeit anzunehmen, dass diese Kategorie des Kopfwehs auf Verspannung der Muskulatur durch Fehlhaltung bzw. falsche Atmung (Brusthochatmung) oder auf seelische Anspannungen zurückzuführen ist. Im Gegensatz zur Migräne kann der Spannungskopfschmerz nicht sehr leicht identifiziert werden, da viele andere Ursachen aus dem Augen-, Hals-Nase-Ohren-, Kiefer- oder Halswirbelsäulenbereich ähnliche Kopfschmerzen hervorrufen. Zuerst müssen also andere Ursachen ausgeschlossen werden.

Ärztliche Behandlung: Grundsätzlich sollte man beim Spannungskopfschmerz, und da vor allem bei der chronischen Form, zuerst nichtmedikamentösen Methoden den Vorzug geben und erst wenn diese nicht den gewünschten Erfolg bringen, in die Tablettenschachtel greifen. Schmerzhemmer dürfen beim chronischen Spannungskopfschmerz nur sehr sparsam und in besonders kritischen Situationen eingesetzt werden. Denn selbst bei Dauerschmerz mit nur mäßiger Intensität

besteht große Gefahr einer Medikamentenabhängigkeit. In Notsituationen bzw. beim akuten Spannungskopfschmerz kann der Arzt Präparate auf der Basis von *Acetylsalizylsäure* oder *Paracetamol* empfehlen, jedoch sollte die vom Arzt angegebene Höchst-Tagesdosis niemals überschritten werden. In chronischen Fällen sollten pro Monat nicht an mehr als 10 Tagen Schmerzmittel eingenommen werden. Abgesehen von den genannten Schmerzhemmern sind auch so genannte nichtsteroidale Antirheumatika (die kein Kortison enthalten) wie *Ibuprofen* oder *Naproxen* und möglicherweise auch COX-2-Hemmer hilfreich, ebenso Antidepressiva mit dem Wirkstoff *Amitriptylin* (z. B. »Saroten«) Vorsicht ist geboten bei Kombinationspräparaten, in denen schmerzstillende Stoffe mit *Koffein, Barbituraten, Kodein* oder muskelentspannenden Substanzen vermischt sind. Sie sind zu meiden, da sie rascher zu Abhängigkeit führen. Völlig abzulehnen bei Spannungskopfschmerz ist *Ergotamin*.
Wie die Migräne können auch Spannungskopfschmerzen mit Lokalanästhetikasalben behandelt werden. Ebenso bringt eine Infiltration im Nacken (= das Spritzen eines Lokalanästhetikums in jenen verspannten Muskel, von dem der Schmerz ausgeht) meist wesentliche Besserung.
In erster Linie sollten jedoch wie gesagt nicht medikamentöse Therapien zum Einsatz gelangen: Akupunktur, transkutane elektrische Nervenstimulation, vor allem aber auch schonende Chiropraktik, bei der der Manualtherapeut mit bestimmten Griffen und Dehnungen die Blockierungen im Nacken löst. Eine bedeutende Rolle kommt in der Behandlung des Spannungskopfschmerzes den Selbsthilfemaßnahmen zu.

<u>*Selbsthilfe:*</u> Hier stehen alle Maßnahmen, die zur Entspannung von Muskeln und Seelenzustand führen, im Vordergrund. Also Entspannungstechniken jeder Art, Massage, Akupressur und Fußreflexzonenmassage gegen Kopfweh (wie bei »Migräne«

beschrieben), entspannende Wasseranwendungen wie heiße Duschen, Kompressen, Wickel gegen Kopfschmerz (siehe »Migräne«). Auch einige Tropfen Majoranöl, in die schmerzende Stelle einmassiert, kann Erleichterung bringen.

Vorbeugend empfiehlt sich die Beseitigung von Fehlhaltungen (z. B. am Computer) und von orthopädischen Fehlstellungen, die zur Muskelverspannung führen. Auch falsche Atmung ist oft schuld an Verspannungen: Wer nicht über das Zwerchfell atmet, sondern unbewusst eine so genannte ausschließliche Hochatmung praktiziert (Brust, aber vor allem Schultern heben sich beim Einatmen), ist ein idealer Kandidat für Verspannung der Schulter- und Nackenmuskulatur und eventuell daraus resultierenden Kopfschmerzen. Atmen Sie daher ganz bewusst auch über das Zwerchfell, das heißt, beim Einatmen durch die Nase hebt sich auch der Bauch, beim Ausatmen durch den Mund senkt er sich wieder ab.

Beim Schlafen liegt man am besten auf dem Bauch und sorgt im Übrigen für eine vernünftige regelmäßige Lebensweise mit Bewegung in frischer Luft und ausgewogener, nicht belastender Ernährung. Schmerzauslösende Stoffe wie Alkohol, Nikotin und Kaffee müssen natürlich auch beim Spannungskopfschmerz vermieden werden.

Folgende isometrische Übungen aus dem Yogaprogramm führen durch gezielte Anspannung zur Entspannung der Nackenmuskulatur und können daher beim Spannungskopfschmerz wirkungsvoll eingesetzt werden:

- *In Rückenlage:* Entspannt liegen und ein paar Mal nach der Yogamethode (siehe Anhang) durchatmen. Danach folgt die eigentliche Übung: Während des tiefen Einatmens die Nackenmuskeln anspannen, die Schulterblätter zusammenziehen und die Schultern vom Boden abheben. Diese Position in der Pause mit vollen Lungen halten, dann langsam ausatmen und dabei die vorher angespannten Muskeln lockern, die Schultern absenken und völlig entspannt daliegen.

Die Anspannung der Schultern und das Anheben während des Einatmens haben nichts mit der spannungsauslösenden falschen Hochatmung zu tun! Es handelt sich hier vielmehr um eine Übung, bei der die betreffende Muskelgruppe durch vorheriges Anspannen effizienter entspannt werden kann.

- *In Bauchlage:* Sie atmen mit dem Zwerchfell ein, vertiefen die Einatmung in der Folge und heben dabei den Kopf ein wenig. Halten Sie die Spannung in der Pause und entspannen Sie sich beim Ausatmen, während Sie den Kopf wieder auf den Boden sinken lassen. Bei jeder Wiederholung sollte der Kopf etwas höher vom Boden abgehoben werden.

☛ Bevor Sie die Übungen machen, sollten Sie auch noch die allgemeinen Hinweise zur Durchführung von Yogaübungen und Yogaatmung im Anhang lesen.

Entzündungsschmerz

Entzündliche Prozesse in der »Nachbarschaft« können so genannte sekundäre Kopfschmerzen hervorrufen, das heißt, die Kopfschmerzen sind in diesem Fall nicht selbst Krankheit, sondern ein Symptom unter mehreren, die alle zur betreffenden Entzündung gehören. Entzündungen der Nebenhöhlen bzw. der Stirnhöhle können ebenso Kopfschmerzen hervorrufen wie Entzündungen im Bereich der Ohren oder entzündete Mandeln. In seltenen Fällen sind Kopfschmerzen auf die gefährliche Gehirnhautentzündung zurückzuführen.

Symptome: Kopfschmerzen, die von einer Stirn- oder Nebenhöhlenentzündung herrühren, sind begleitet von Schmerzen

rund um Augen und Backenknochen, die sich meist einige Tage nach dem Beginn eines Schnupfens bemerkbar machen. Die Beschwerden werden beim Bücken schlimmer. Oft kommt es auch zu leichtem Fieber oder es rinnt gelbgrünes Sekret aus der Nase.
Wenn zusätzlich zu den Kopfschmerzen Fieber, Nackensteife und extreme Lichtempfindlichkeit der Augen auftreten, könnte die Ursache unter Umständen eine Gehirnhautentzündung sein. Auch hier werden die Schmerzen schlimmer, wenn man den Kopf nach vorne beugt. Manchmal tritt zusätzlich Erbrechen auf. In schweren Fällen wird der Patient bewusstlos. Die Symptome entwickeln sich binnen weniger Stunden und sind immer ein Grund, sofort einen Arzt oder ein Krankenhaus aufzusuchen. Erkranken kleine Kinder an Gehirnhautentzündung, so stehen bei ihnen Bauchschmerzen oder Krampfanfälle als Symptome im Vordergrund.
Kopfweh, das mit Entzündungen im Bereich der Ohren oder der Mandeln einhergeht, ist immer auch mit Schmerzen in den Entzündungsbereichen verbunden. Bei der Entzündung des äußeren Gehörgangs kann außerdem gelbgrüner Eiter aus dem Ohr fließen. Die damit verbundenen Kopfschmerzen verstärken sich bei Bewegung. Liegt eine Mandelentzündung vor, so kommt es hauptsächlich zu Schmerzen im Hals und zu Schluckbeschwerden, begleitet von Fieber und Kopfschmerzen.

<u>Ursache:</u> Die Ursache liegt in der benachbarten Entzündung, der Schmerz strahlt von dort in die Umgebung aus. Urheber von Nasennebenhöhlen- und Stirnhöhlenentzündungen sind Bakterien oder Viren, die bei einem Schnupfen in die betreffenden Hohlräume eindringen. Auch eine Entzündung des äußeren Gehörgangs entsteht meist durch eindringende Bakterien, in seltenen Fällen durch Viren oder Pilze. Mandelentzündung wird u. a. verursacht durch so genannte Streptokokken,

Bakterien, die mit feinen Speicheltröpfchen durch die Luft von Mensch zu Mensch übertragen werden und auch zu Beteiligung des Herzens, der Niere und zu Gelenkentzündungen führen können. Der Scharlach ist eine dafür typische Erkrankung, doch sind Halsschmerzen viel häufiger durch virale Infekte bedingt.
Gehirnhautentzündung (Meningitis) entwickelt sich, wenn durch das Blut von einem anderen Organ eingeschwemmte Bakterien oder Viren die Gehirnhäute infizieren. Die Erreger können sich auch direkt von einem entzündeten Ohr oder den Nebenhöhlen auf die Gehirnhäute ausbreiten.

Ärztliche Behandlung: Selbstverständlich muss hier die Grundkrankheit, also die Entzündung, behandelt werden, wodurch die Kopfschmerzen von selbst verschwinden. Bis die jeweilige Entzündung abgeklungen ist, können Begleitbeschwerden wie Kopfweh und Fieber durch Medikamente mit dem Wirkstoff Acetylsalizylsäure oder Paracetamol bekämpft werden.
Eine durch Bakterien verursachte Stirnhöhlenentzündung wird stets mit Antibiotika behandelt, wogegen Nebenhöhlenentzündungen sich auch durch schleimhautabschwellende Nasentropfen und Selbsthilfemaßnahmen bessern können. Dauert die Entzündung jedoch länger als drei Tage, werden auch hier Antibiotika eingesetzt.
Bei Entzündungen des äußeren Gehörgangs wird der Arzt den Gehörgang reinigen, mit entzündungshemmenden Substanzen getränkte Streifen zur Abschwellung einlegen und Antibiotika oder Kortison von außen in Form von Streifen oder Tropfen anwenden. Zusätzlich müssen meist bakterientötende Antibiotika als Tabletten eingenommen werden.
Im Falle einer Mandelentzündung werden die auslösenden Bakterien mittels Penicillin abgetötet. Bei viralen Infekten nur allgemeine Maßnahmen. Treten Mandelentzündungen immer wieder auf, so ist ihre operative Entfernung ins Auge zu fassen.

Gehirnhautentzündung wird immer im Krankenhaus behandelt, und zwar müssen Antibiotika in regelmäßigen Abständen gespritzt werden. Sind jedoch nicht Bakterien, sondern Viren die Ursache, so muss der Körper des Kranken meist selbst mit der Infektion fertig werden. Gegen einige Viren gibt es allerdings heute bereits wirksame Medikamente. In schweren Fällen kann Gehirnhautentzündung daher zur geistigen Behinderung oder gar zum Tod führen.

Selbsthilfe: Bei einer Stirnhöhlenentzündung kann man als Ergänzung zur ärztlichen Behandlung nicht viel mehr tun als den Stirnbereich warm zu halten und sich zu schonen. Bei einer Nasennebenhöhlenentzündung helfen manchmal die gleichen Maßnahmen wie bei einem normalen Schnupfen: Wärme, Inhalationen, feuchte Luft. Bei einer Entzündung des äußeren Gehörgangs dürfen Sie keine eigenmächtigen Maßnahmen setzen! Überlassen Sie die Behandlung dem Arzt. Wärme und Ruhe sind bei einer Mandelentzündung wichtig. Nehmen Sie nur weiche Nahrung zu sich, trinken Sie viel und gurgeln Sie mehrmals täglich mit heißem Salbeitee. Keine Selbsthilfemaßnahmen sind bei Gehirnhautentzündung möglich.

Trigeminusneuralgie

Dieser Nervenschmerz tritt, wie der Name schon sagt, entlang des Trigeminusnervs, eines Hirnnervs, auf. Häufig geht er vom Ober- oder Unterkiefer aus.

Symptome: Die Schmerzen haben stechenden oder brennenden Charakter, sind oberflächlich, aber äußerst heftig und setzen ganz plötzlich ein. Sie dauern nur wenige Sekunden bis zu zwei Minuten. Allerdings können sie oftmals am Tag auftreten. Trigeminusschmerzen sind immer auf eine Seite im Gesicht und im Stirnbereich beschränkt. Ganz alltägliche Verrichtungen wie Essen, Sprechen, Waschen des Gesichts, Zähneputzen, die Berührung an bestimmten Punkten, eine Bewegung oder ein Luftzug können den Schmerz auslösen.

Ursachen: Die tatsächliche Ursache dieses Schmerzes ist nicht geklärt. Zahlreiche Faktoren können eine Irritation der Nerven und damit den Schmerz auslösen. Häufig kommt es durch Entzündungen, Narben oder Gewebswucherungen zur Trigeminusneuralgie. Aber auch Erkrankungen im Zahn-Kiefer-Bereich oder Nervenverletzungen durch einen Unfall oder eine Operation tragen manchmal Schuld daran. In vielen Fällen kann der Trigeminusschmerz Begleiterscheinung einer Gürtelrose sein, in seltenen eine Gefäßmissbildung im Ohrbereich, einer multiplen Sklerose oder eines Schädeltumors. In dem Fall sind die Schmerzen jedoch mit Empfindungsstörungen und motorischen Ausfällen im Bereich der Kaumuskulatur verbunden.

Ärztliche Behandlung: Direkte Schmerzhemmung ist meist nicht möglich, da der Schmerz nur extrem kurz anhält. Bis man eine Tablette eingenommen hat, ist die Attacke längst vorbei. Da die Anfälle jedoch sehr häufig auftreten, besteht die Möglichkeit einer Langzeit-Schmerzbehandlung und -vorbeugung durch den schmerzhemmenden Wirkstoff *Carbamazepin.* Allerdings ist dies ein sehr starkes Schmerzmittel, das bei der notwendigen hohen Dosierung zahlreiche Nebenwirkungen hervorrufen kann (Schwindel, Sehstörungen, Müdigkeit, Kopfschmerzen, Koordinationsstörungen, Veränderungen im Blutbild). Es sollte daher Behandlungen ohne den exzessiven Einsatz von Schmerzmitteln der Vorzug gegeben werden.
So erzielt man bei etwa 50 Prozent der Patienten mit Akupunkturbehandlung gute Ergebnisse.

Recht erfolgreich wird die transkutane elektrische Nervenstimulation angewendet. Kleine Klebeelektroden werden im Bereich des Gesichtes platziert. Meist sind 20 bis 30 Anwendungen erforderlich.
In manchen Fällen hat homöopathische Behandlung den Zustand gebessert. Schließlich bringen Einreibungen mit Lokalanästhetikasalben oft Linderung.
Besteht der Verdacht, dass ein lokales Problem als Auslöser in Frage kommt, so kann der Arzt durch das Abtasten bestimmter Punkte feststellen, wo dieses liegt. Handelt es sich dabei um einen Entzündungs- oder Eiterherd (Mandeln, Zahn etc.), so muss dieser natürlich zuerst behoben werden. Schwieriger ist es, wenn die Irritation von einer Narbe ausgeht. Hier kann mit Lokalanästhesie-Injektionen in den betreffenden Regionen oft geholfen werden.
Versagen alle genannten Methoden und sind die Schmerzen unerträglich, so bleibt als letzter Ausweg eine Operation, bei welcher der schmerzauslösende Nerv durchtrennt wird.

Selbsthilfe: Einen Versuch wert ist die Druckmassage des Akupressurpunktes DI4: Sie finden ihn, wenn Sie den Daumen fest gegen den Zeigefinger pressen, an der höchsten Stelle jenes Muskelwulstes, der dabei entsteht (vgl. Prof. Dr. med. Alexander Meng/Wolfgang Exel, »Chinesisch heilen«, Kneipp-Verlag).

Zahnweh und Kieferschmerz

Symptome: Der Charakter des Schmerzes hängt ganz von seiner Ursache ab. So deuten leichte Zahnschmerzen nicht nur auf beginnende Karies hin, sondern sind manchmal auch durch nächtliches Zähneknirschen, verspannte Kaumuskulatur oder

seelische Probleme verursacht. »Richtige« Zahnschmerzen als Symptom einer Karies oder Entzündung der Zahnwurzel bzw. des Kieferknochens können scharf, stechend, bohrend oder dumpf sein. Breiten die Schmerzen sich aus, so hat sich bereits das Zahnmark entzündet.
Klopfende Schmerzen (im Takt des Pulsschlags), die immer stärker werden, sowie Druck- und Klopfempfindlichkeit des betreffenden Zahns zeigen eine Entzündung an der Wurzelspitze an.
Schmerzendes Ziehen im Kiefer wird oft durch Zahnbetterkrankung ausgelöst. Kieferschmerzen, die ausstrahlen, sind hingegen meist auf eine Fehlstellung des Kiefergelenks oder der Zähne zurückzuführen.
Schließlich können unbehandelte Probleme im Zahn-Mund-Kiefer-Bereich zu heftigen migräneartigen Schmerzen, Spannungskopfweh oder neuralgischen Gesichts- und Kopfschmerzen führen.
Berührungsempfindliches oder blutendes Zahnfleisch kann Symptom einer Zahnfleischentzündung oder ihrer Folgeerkrankung Parodontose (Zahnbettschwund) sein.

<u>Ursachen:</u> Hauptgrund für Zahnschmerzen, die uns die sprichwörtlichen Wände hochgehen lassen, sind wir selbst bzw. unsere Lebensweise. Denn so widerstandsfähig unsere Zähne im Allgemeinen auch sind (sie halten einem Kaudruck von 150 Kilogramm stand und ihr Zahnschmelz ist härter als Stahl), so empfindlich reagieren sie, wenn wir sie falsch behandeln oder ignorieren. Manchen Säuren beispielsweise sind sie völlig schutzlos ausgeliefert. Bringen wir sie mit so einer Säure in Kontakt, so wird der schützende Zahnschmelz zerstört, Bakterien haben nun freien Zutritt ins Zahninnere und verursachen dort die gefürchtete Karies. Wird Karies nicht behandelt, so sterben die Wurzelspitzen ab, und es bilden sich Eiterherde. Das alles ist von mehr oder weniger starken Schmerzen begleitet.

Zucker spielt in diesem Prozess eine erhebliche Rolle. Er sorgt für ein saures Milieu, in dem Bakterien wunderbar gedeihen. Wer also mit der Ernährung nicht genügend Vitamine aufnimmt und durch Süßigkeiten für die Zufuhr zahnschmelzzerstörender Säure sorgt, wird von Karies nicht verschont bleiben.
Die Infektion der Zähne kann schließlich auf die Kieferhöhle übergreifen. Allerdings entstehen im Kiefergelenk manchmal auch unabhängig von den Zähnen Schmerzen (Arthrose, Gelenkentzündung).
Dass leichte Kieferschmerzen durch psychische Faktoren und damit zusammenhängendem Zähneknirschen oder durch Zahn- bzw. Kieferfehlstellung verursacht werden können, wurde bereits bei den »Symptomen« erwähnt. Psychische Faktoren, die über Muskelverspannungen zu Schmerzen im Kausystem und im gesamten Kopfbereich führen können, sind hauptsächlich Überforderung, Angst, Aggression und Frustration bei Belastungssituationen. Eine Fehlstellung kann entstehen, wenn beispielsweise durch eine zu hohe Krone oder Ähnliches der Kontakt zwischen Ober- und Unterkiefer gestört ist oder sich auf zwei Zähne beschränkt. Dann versucht der Körper das in seiner Selbstheilungstendenz auszugleichen und stellt den Zahnkontakt durch Verschiebung des Kiefers wieder her. Diese Verschiebung = Fehlstellung des Kiefers führt logischerweise zu Verspannungen und in der Folge zu Schmerzen.
Ursachen für schmerzempfindliches Zahnfleisch, also Zahnfleischentzündung bzw. Parodontose können mangelnde Zahnpflege sein, aber auch Vitamin-C-Mangel, Stress, Hormonumstellung, vorstehende Füllungen oder schlecht sitzende Prothesen. In seltenen Fällen sind Lebererkrankungen, Diabetes oder Allergien schuld daran.

Ärztliche Behandlung: Karies behandelt der Zahnarzt durch Ausbohren der Zahnfäule und Füllen der Höhlung. Mehrere Arten von Füllmaterial stehen zur Verfügung: das viel diskutier-

te Amalgam, Keramik, Goldlegierungen und zahnfarbene Komposites.
Ist bereits das Zahnmark erkrankt, so muss der Arzt das Zahnmark aus dem Wurzelkanal entfernen und diesen füllen (Wurzelbehandlung). Schreitet der entzündliche Prozess im Bereich der Wurzel trotzdem fort, wird eine Entfernung der Wurzelspitze (Wurzelspitzenresektion) notwendig. Nur wenn keine Behandlung Aussicht auf Erfolg verspricht, sollte der Zahn gezogen werden.
Fehlstellungen lassen sich einerseits durch die Behebung der Ursache (z. B. Verkürzen eines Zahns), andererseits durch Übungen bessern, die dem Patienten verordnet werden.
Ist eine Entzündung im Kiefer die Schmerzursache, so muss selbstverständlich diese behandelt werden.
Fest steht jedenfalls, dass Schmerzmittel bei Zahn-/Kieferschmerzen stets nur als Überbrückungshilfe dienen können, bis die eigentliche Ursache behoben ist.

Selbsthilfe: Was oben über die Medikamente gesagt wurde, gilt auch für schmerzstillende Selbsthilfemaßnahmen: Sie sind lediglich eine Überbrückung bis zur ärztlichen Behandlung! Dafür stehen einerseits alte heimische Hausmittel, andererseits die chinesische Akupressur zur Verfügung.
Ein bewährtes Hausmittel: Kauen Sie den Fruchtzapfen von Spitzwegerich. Die Schmerzen werden bald gelindert. Bei Kieferentzündungen wirken Salbei- und Kamillentee unterstützend.
Durch Drücken folgender Akupressurpunkte können Sie Zahnschmerz vorübergehend loswerden: DI4 befindet sich auf dem Handrücken zwischen dem 1. und 2. Mittelhandknochen, und zwar auf dem höchsten Teil des Muskelwulstes, der entsteht, wenn Sie Daumen und Zeigefinger fest aneinander pressen. Ein ebenfalls wirksamer Akupressurpunkt (M36) liegt eine Handbreit unter der Kniescheibe, einen Fingerbreit seitlich (nach

außen) davon. Ein Punkt zur Linderung von Schmerzen in den Unterkieferzähnen liegt direkt am Unterkiefer, knapp vor dem Kaumuskelrand (M8). Bei Schmerzen im Oberkiefer bewährt sich Druck auf die beiden Punkte M5, die sich einen Fingerbreit unter dem knöchernen Rand der Augenhöhlen, und zwar jeweils in der Mitte, befinden (vgl. auch Prof. Dr. med. Alexander Meng und Wolfgang Exel, »Chinesisch heilen«, Kneipp-Verlag).

Eine bedeutende Rolle spielt die Selbsthilfe in der Vorbeugung von Zahn- und Kieferschmerzen. Diese beginnt mit der richtigen Ernährung:

- ausreichend Vitamine, um die Widerstandskraft gegen Bakterien zu erhöhen;
- reichlich Milch oder Milchprodukte, mit denen dem Körper das für Knochen und Zähne wichtige Kalzium zugeführt wird;
- Verzicht auf Süßigkeiten!

Neben der Ernährung spielt natürlich die Zahnpflege eine Hauptrolle in der Vorbeugung:
Mindestens zweimal täglich Zähne putzen: mit Zahnbürste und Zahnpasta die Zähne von oben nach unten bürsten, sowohl die Vorder- als auch die Hinterseite. Danach sollte mit einer weichen Zahnbürste oder mit dem Finger ein, zwei Minuten lang das Zahnfleisch massiert werden. Den Abschluss bildet einmal täglich die gründliche Reinigung der Zahnzwischenräume mit Zahnseide. Zweimal pro Jahr sollte der Zahnarzt aufgesucht werden: zur Kontrolle und zur professionellen Reinigung der Zähne (eventuell Zahnsteinentfernung). Am besten fluorhaltige Präparate verwenden.
Verspannungen im Kieferbereich lassen sich wie alle Muskelverspannungen am besten mit psychologischen Maßnahmen (Entspannungstechniken) in den Griff bekommen.

Andere Kopfschmerzarten

Nach den genannten hauptsächlichen Faktoren, die Kopfschmerz auslösen, gibt es auch noch andere, seltener vorkommende Auslöser.

Medikamentenabhängiger Kopfschmerz

Wer unter Migräne oder starkem Spannungskopfschmerz leidet und diesen mit Schmerzmedikamenten regelmäßig bekämpft, läuft Gefahr, von den Schmerzmitteln abhängig zu werden. Die Folge dieser Abhängigkeit kann ein ständig zunehmender dumpfer Dauerkopfschmerz sein, der hin und wieder von Migräneattacken unterbrochen wird. Eine andere Form des medikamentenabhängigen Kopfschmerzes ist der »Entzug«. Versucht ein bereits auf Schmerzmittel süchtiger Patient einmal ohne Arznei auszukommen, treten sehr starke Kopfschmerzen als Entzugserscheinungen auf, die sich dann ihrerseits wieder nur durch Medikamente lindern lassen.
Die einzig mögliche Behandlung des medikamentenabhängigen Kopfschmerzes besteht im Absetzen der Schmerzmittel. Schafft der Patient dies nicht allein, sollte er unter ärztlicher Kontrolle einen ambulanten oder stationären Entzug durchführen. Übrigens: Ist die Entzugsphase überstanden, verlieren viele Patienten ihre ursächlichen Migräneanfälle für immer!

Cluster-Kopfschmerz

Dieses Krankheitsbild ist sehr selten. Es ist charakterisiert durch streng einseitigen Schmerz rund um das Auge, begleitet von Augenrötung, Tränenfluss, rinnender Nase. Meist kommt es zu

höchstens drei Anfällen pro Tag, die jeweils zwischen 15 Minuten und 3 Stunden dauern. Als Auslöser gelten Alkohol, flackerndes Licht, aber auch Entspannung. Die Betroffenen können daher nicht ruhig liegen, sondern laufen während des Anfalls umher und schaukeln mit dem Oberkörper.
Die medikamentöse Behandlung des Cluster-Kopfschmerzes ist sehr schwierig, da einerseits starke Schmerzmittel (Nebenwirkungen!) vonnöten sind, andererseits das Medikament in der kurzen Zeit des Anfalls seine Wirkung gar nicht entfalten kann. Der Schwerpunkt liegt daher in der Vorbeugung der Anfälle. Hier hat sich Akupunkturbehandlung als sehr erfolgreich erwiesen. Auch Injektionen mit Lokalanästhetika (Neuraltherapie) können helfen. Nur wenn diese Methoden keinen Erfolg haben, sollte man eine vorbeugende Langzeitbehandlung mit Medikamenten überlegen. Der am häufigsten eingesetzte Wirkstoff ist *Verapamil* (»Isoptin«), der aber als Nebenwirkung Herzstörungen, niedrigen Blutdruck und Verstopfung hervorrufen kann. Auch die Vorbeugung mit *Ergotamin* kann versucht werden.

Kopfschmerz bei Verstopfung

Viele Migränepatienten leiden gleichzeitig unter Verstopfung. Ob die Verstopfung Auslöser oder Folgeerscheinung der Migräne ist, weiß man nicht. Fest steht jedoch, dass sich die Beseitigung des Verdauungsproblems positiv auf die Kopfschmerzen auswirkt.
Da Verstopfung hauptsächlich durch falsche Lebensweise bedingt ist, besteht die wirksamste Behandlung dieser Art von Kopfweh in Selbsthilfemaßnahmen:

- Ballaststoffreiche Ernährung (Gemüse, Obst, Salat, Vollkornbrot, Weizenkleie, Leinsamen);
- viel Trinken (damit ist nicht Alkohol gemeint!);
- wenig Fleisch;

- auf jene Lebensmittel verzichten, die vom Darm fast vollständig aufgenommen werden: Zucker, weißes Mehl, Weißbrot, Nudeln, Kuchen etc.;
- täglich mindestens eine halbe Stunde Bewegung;
- Umstellen von Brustatmung auf Zwerchfellatmung;
- auch die regelmäßige Einnahme von Magnesium wirkt sich positiv aus.

Kopfschmerz bei niedrigem Blutdruck

Der Zusammenhang zwischen niedrigem Blutdruck (Hypotonie) und Kopfweh ist zwar nicht bewiesen (schließlich leben viele Menschen mit niedrigem Blutdruck ohne Kopfschmerzen), doch erleben Ärzte immer wieder, dass Normalisierung des Blutdrucks bei hypotonischen Migränepatienten nicht nur eine Besserung des Allgemeinbefindens, sondern auch der Kopfschmerzen mit sich bringt.
Kopfschmerzpatienten mit niedrigem Blutdruck werden meist knapp nach dem Aufstehen aus dem Bett von einem Anfall heimgesucht. Gelangt beim plötzlichen Wechsel von der Liege- in die Stehposition ein Großteil des Blutes in Bauch und Beine, so wird der Kopf nur ungenügend durchblutet und es entstehen Schmerzen, die manchmal den ganzen Tag über anhalten können.
Als Behandlung können hier alle Selbsthilfemaßnahmen eingesetzt werden, die dem niedrigen Blutdruck entgegenwirken:

- Vermehrte körperliche Bewegung und damit Leistungssteigerung;
- Kaltwasserbehandlung oder Wechselduschen;
- Yoga-Tiefatmenübungen;
- vor dem Aufstehen noch im Bett eine Tasse am Vorabend in eine Thermoskanne gefüllten Tee oder Kaffee trinken. 10 Minuten räkeln und strecken. Erst dann langsam (!) aufstehen.

Kopfschmerzen bei hohem Blutdruck

Hypertoniken, also Menschen mit hohem Blutdruck, haben öfter und stärkere Kopfschmerzen als ansonsten gesunde Menschen. In jedem Fall ist es ratsam, durch entsprechende Behandlung den Blutdruck auf einen normalen Wert zu senken. Dies geschieht in schweren Fällen durch die Einnahme blutdrucksenkender Medikamente und unterstützende Selbsthilfemaßnahmen. Ist der Blutdruck nur leicht erhöht, so kann Selbsthilfe allein ausreichen. Diese besteht aus folgenden Maßnahmen:

- Erlernen und Praktizieren einer Entspannungstechnik;
- zweimal wöchentlicher Saunabesuch (jedoch auf das kalte Tauchbecken verzichten und stattdessen unter die Dusche gehen!)
- verstärkte körperliche Tätigkeit;
- ansteigendes Armbad (siehe »Thermotherapie« S. 46 ff.);
- salzarme Kost;
- auf Kaffee und Alkohol verzichten.

In jedem Falle ist der Blutdruck regelmäßig zu kontrollieren und bei Scheitern von Selbsthilfemaßnahmen auch bei geringfügig erhöhten Werten die medikamentöse Einstellung durch den Arzt vonnöten!

Kopfschmerzen bei Augenproblemen

Klagt jemand über Kopfweh mit leichtem Schwindelgefühl und eventuell Flimmern vor den Augen, so könnten die Augen daran schuld sein. Fehlsichtigkeit, falsche Brille oder einfach Überanstrengung der Augen führen häufig zu Kopfweh. Die Behandlung einer Fehlsichtigkeit liegt natürlich in den Händen des Augenarztes. Er kann durch völlig schmerzlose Methoden feststellen, wo das Problem liegt, und dann die entsprechende

Brille verordnen. Schon viele Menschen sind durch eine neue Brille ihre Kopfschmerzen losgeworden.
Gegen Überanstrengung der Augen müssen Sie selbst etwas tun. Eine schnelle Selbsthilfemaßnahme besteht darin, sich eine Viertelstunde mit einer warmen Kompresse auf den geschlossenen Augen hinzulegen. Grundsätzlich sollten Sie beim Lesen und Arbeiten für ausreichendes Licht und Bildschirmpausen sorgen.
Kopfschmerzen, die durch Übermüdung der Augen auftreten, können auch mit Fußreflexzonenmassage gelindert werden. Massieren Sie mit den Fingern den großen Zeh an der Unterseite und an den Rändern kräftig ein bis zwei Minuten lang.
Die Massage folgender Akupressurpunkte tut überanstrengten Augen ebenfalls gut:

- B65 befindet sich seitlich auf dem Fußrand im vorderen Drittel.
- Le2 liegt einen halben Zentimeter hinter dem Winkel, den erste und zweite Zehe bilden.
- G37 liegt 6 Fingerbreit oberhalb des Fußaußenknöchels.

Weitere Details zu den Akupressurpunkten finden Sie in dem Buch von Prof. Dr. med. Alexander Meng und Wolfgang Exel, »Chinesisch heilen«, Kneipp-Verlag.

Gehirntumor

In extrem seltenen Fällen können Kopfschmerzen auf einen gut- oder bösartigen Tumor im Kopf hinweisen. Anzeichen dafür können sein: Kopfschmerzen, die sich im Liegen verstärken, plötzliches Erbrechen ohne vorherige Übelkeit (wenn Sie nicht an einer bekannten Migräne leiden), manchmal Gefühllosigkeit, Gleichgewichtsstörungen, Lähmungserscheinungen, Sehstörungen oder epileptische Anfälle.
Ob gut- oder bösartig: Da der Tumor auf das Gehirn drücken

kann, besteht die Behandlung fast immer in der operativen Entfernung. Selbsthilfemaßnahmen sind hier natürlich nicht möglich.

Gehirnblutung

Wenn ein Gehirngefäß auf Grund hohen Blutdrucks oder Gefäßverkalkung reißt und Blut in das Gehirn eintritt, spricht man von einer Gehirnblutung. Neben oft blitzartig entstehenden heftigsten Kopfschmerzen können hier Symptome wie beim Schlaganfall auftreten. Verwirrtheit, Seh- und/oder Sprechstörungen, Gefühllosigkeit oder Lähmung einer Körperhälfte. Wie beim Gehirntumor besteht auch hier die Behandlung in einer Operation. Das Blutgerinnsel im Gehirn muss so rasch wie möglich chirurgisch entfernt und der Riss des Gefäßes geschlossen werden. Von Selbsthilfemaßnahmen ist hier Abstand zu nehmen: Der Patient muss sofort ins Krankenhaus. Jede Zeitverzögerung ist lebensgefährlich.

Brustschmerzen

Herzinfarkt oder Muskelverspannung? Vor dieser Frage stehen zahlreiche Patienten, die plötzlich von Schmerzen im Brustkorb heimgesucht werden. Denn der Brustschmerz ist ein Symptom, das von einem breiten Spektrum der harmlosesten bis zu den lebensbedrohlichsten Krankheiten ausgelöst werden kann. Er kann seinen Ursprung in ungefährlichen Muskelverspannungen oder Erkrankungen des Bewegungsapparates haben, in »Herzeleid« und seelischer Belastung, aber auch in Herzinfarkt oder Lungenembolie. Da der Schweregrad der Schmerzen nicht zwangsläufig mit dem Ausmaß der Gefahr einhergeht, fällt die Entscheidung, einen Notarzt zu rufen, nicht immer leicht.

Grundsätzlich sollten plötzlich auftretende heftige Brustschmerzen, die eventuell in Arme oder Hals ausstrahlen oder mit Atemnot einhergehen, immer sofort vom Notarzt begutachtet werden. Denn je früher ein Herzinfarkt oder eine Lungenembolie erkannt wird, umso größer sind die Behandlungs- und Überlebenschancen.

Brustschmerzen, die sich schleichend entwickeln und deren Hauptpunkt auf Druck empfindlich ist oder vielleicht gar im Nacken-Schulter-Bereich liegt, sind meist harmloserer Natur, obwohl es für diese Annahme keine 100-prozentige Sicherheit gibt. Deshalb sollten auch diese Schmerzen möglichst bald vom Arzt abgeklärt und behandelt werden.

Zur Feststellung, wodurch die Schmerzen verursacht werden,

stehen heute – neben der ärztlichen Befragung und körperlichen Untersuchung – eine Reihe von modernsten Diagnosemöglichkeiten zur Verfügung: Elektrokardiogramm, Bluttests, Röntgen, Ultraschall, Belastungs-EKG, Computertomographie, Magnetresonanztomographie, Isotopenuntersuchungen, Angiographie. Im Folgenden ein Überblick über die vielen verschiedenen Organsysteme und Erkrankungen, aus denen Brustschmerzen entstehen, über ihre jeweilige Charakteristik und Behandlung.

Herz- und Gefäßerkrankungen

Angina pectoris

Dieses Leiden gehört wie Herzinfarkt und die meisten Formen der Herzschwäche zu den so genannten koronaren oder ischämischen Herzerkrankungen, die alle auf eine Verengung der Herzkranzgefäße zurückzuführen sind.

Symptome: Heftiger Druck über der Brust, die Schmerzen strahlen üblicherweise auf die Innenseite des linken Armes (manchmal beider Arme) über das Handgelenk bis in den kleinen Finger aus. Auch die Ausstrahlung in den Hals oder Kiefer sowie zwischen die Schulterblätter ist nicht selten. Diese Charakteristik ist vor allem dann gegeben, wenn die Herzvorder- oder -seitenwand betroffen ist. Probleme der Herzhinterwand können sich auch als Bauchschmerzen, Übelkeit, sogar in Durchfällen und Erbrechen äußern. Die Schmerzen treten meist bei Anstrengung und kalten Temperaturen auf. Sie legen sich bei Ruhe oder Wärme oft wieder. Auch ein geblähter Magen kann die Schmerzen verstärken.

Ursachen: Der Herzmuskel benötigt für seine Pumpaufgaben große Sauerstoffmengen. Diese werden über die Herzkranzgefäße transportiert. Lagern sich an den Gefäßwänden Blutfette ab (Arteriosklerose), so kommt es zu einer Verengung der Herzkranzgefäße oder ihrer Äste. Dies kann in seltenen Fällen auch durch Krämpfe, entzündliche Veränderungen der Herzkranzgefäße oder starke Blutarmut passieren. Durch die verengten oder gar verstopften Gefäße kann der Sauerstoff nicht mehr ungehindert zum Herzmuskel transportiert werden. Es kommt zur Minderversorgung des Herzens mit Sauerstoff, die sich in Schmerzen äußert.

Ärztliche Behandlung: Gefäßerweiternde nitrathaltige Medikamente (*Nitroglyzerin*) helfen in Akutsituationen meist binnen weniger Minuten. Sie werden als Spray oder Zerbeißkapseln über die Mundschleimhaut verabreicht. Zur vorbeugenden Langzeitbehandlung gibt es Nitroglyzerin in Form von Tabletten, als Pflaster oder Salbe. Weitere Medikamente, die häufig zur Langzeitbehandlung eingesetzt werden, sind beispielsweise *Beta-Rezeptorenblocker* (sie reduzieren u. a. die Herzfrequenz, vermindern den Sauerstoffbedarf des Herzens und steigern die Belastungstoleranz), *Kalziumantagonisten* (sie senken die erhöhte Freisetzung von Kalzium im Gewebe und den damit verbundenen erhöhten Sauerstoffverbrauch), aber auch *Psychopharmaka* (sie reduzieren ebenfalls erhöhten Sauerstoffverbrauch). Wesentlich in der Langzeitbehandlung der Angina pectoris ist die Verringerung der Risikofaktoren wie Bluthochdruck, Zuckerkrankheit (Diabetes mellitus), erhöhte Blutfette, Rauchen, Schilddrüsenprobleme, Übergewicht.
Wenn bei weiterführenden Untersuchungen (insbesondere der Kontrastmitteluntersuchung der Herzkranzgefäße, Koronarangiographie) sich starke Verengungen zeigen, dann können diese gedehnt werden (Angioplastie). Stellt sich das Gefäß nach versuchter Dehnung wieder enger, kann es mit Hilfe eines ein-

geschobenen Metallnetzes (Stent) offen gehalten werden. Reichen diese Maßnahmen nicht aus oder können sie nicht durchgeführt werden, dann kann die Verengung durch neu angelegte Adern umgangen werden (Bypass-Operation). Für eine solche »Umleitung« wird meist eine Vene aus einem anderen Körperbereich entnommen (üblicherweise aus dem Bein) und zwischen Hauptschlagader und Herzkranzgefäß hinter der Verengung zwischengeschaltet.

Selbsthilfe: Einen wichtigen Beitrag leisten Selbsthilfemaßnahmen v. a. in der Vorbeugung, denn viele Risikofaktoren kann nur der Patient selbst ausschalten. Dazu gehören in erster Linie Rauchen, Bewegungsmangel, Fehlernährung und Stress. Eine Umstellung der Lebensweise beinhaltet fett- und cholesterinarme Ernährung, viel Bewegung, Nikotinentwöhnung, regelmäßiger und ruhigerer Tagesablauf, ausreichend Schlaf, Vermeidung von Überlastung, Stresskontrolle durch Entspannungsmethoden.

Herzinfarkt

Symptome: Die Schmerzen ähneln denen der Angina pectoris, sind jedoch wesentlich heftiger. Als erste Anzeichen bei einem akuten Infarkt treten oft drückende oder brennende Schmerzen hinter dem Brustbein auf. Wie bei Angina pectoris strahlt der Schmerz zum Kiefer, in den linken Arm, zwischen die Schulterblätter oder zum Bauchraum hin aus. Er lässt sich durch Nitro-Präparate nur wenig bessern. Dazu kommt oft ein großes Angstgefühl (»Todesangst«) und kalter Schweißausbruch.

Ursache: Der Herz- bzw. Myocardinfarkt ist der Tiefpunkt einer Sauerstoffminderversorgung des Herzens, bei dem bereits Muskelgewebe zu Grunde geht. Ursache ist in der Regel der plötzliche Verschluss eines Koronararterienastes.

Die Diagnose erfolgt mit Hilfe von EKG und Laboruntersuchungen. Denn wenige Stunden nach dem Beginn eines Infarktes lassen sich im Blut Eiweißkörper nachweisen, die aus dem absterbenden Herzmuskelgewebe freigesetzt wurden.

Ärztliche Behandlung: Der Patient muss unverzüglich in ein Krankenhaus mit Intensivstation gebracht werden, wo ein venöser Zugang zum Herzen geschaffen, schnell wirkende Medikamente und Sauerstoff verabreicht werden. Bei Kreislaufstillstand sind Wiederbelebungsmaßnahmen und eventuell auch künstliche Beatmung notwendig.
Im Akutstadium kann versucht werden, das Gerinnsel, welches das Herzkranzgefäß verlegt, mit Hilfe einer Infusion in eine entfernte Vene oder im Rahmen einer Angiographie (Kontrastmitteluntersuchung) direkt in der verstopften Herzkranzarterie medikamentös aufzulösen (Lysebehandlung).

Selbsthilfe: Wie bei Angina pectoris nur als Vorbeugung durch Abbau der Risikofaktoren möglich.

Entzündungen am Herzen

Man unterscheidet dreierlei Arten – abhängig davon, welcher Teil des Herzens betroffen ist:

- *Herzbeutelentzündung* (Perikarditis)
- *Herzmuskelentzündung* (Myokarditis), eine lebensgefährliche, mitunter im Zuge von Grippe auftretende Erkrankung
- *Entzündung der Herzinnenhaut* (Endokarditis, Herzklappenentzündung), die sich bei entsprechender Behandlung nach wenigen Tagen bessern, unbehandelt aber tödlich enden kann. Als Folge einer unbehandelten oder nicht rasch genug behandelten Endokarditis entsteht oft ein Herzklappenfehler.

Symptome: Bei der *Herzbeutelentzündung* treten Schmerzen vorwiegend in der Herzgegend auf und strahlen nicht wie bei Angina pectoris oder beim Infarkt in den Hals oder in den linken Arm aus. Sie haben eher brennenden und nicht krampfartigen Charakter. Vernichtungsgefühl und Todesangst fehlen meist. Sie werden nie unerträglich, höchstens unangenehm, und können stunden- bis tagelang anhalten. Manchmal sind sie von Fieber begleitet. Herzbeutelentzündungen können auch mit großen Ergussbildungen einhergehen, was zu Druck im Brustraum und zur Beeinträchtigung der Herzfunktion führt.
Die Beschwerden bei Herzmuskel- und Herzinnenhautentzündung sind eher unspezifisch und können von niedrigem Blutdruck und Müdigkeit über Fieber bis zu Herzschmerzen, Beklemmung und Kurzatmigkeit reichen.

Ursache: Entzündung am Herzen kann durch eine Reihe entzündlicher Prozesse an anderen Organen verursacht werden. Infektionen durch Viren oder Bakterien können ebenso verantwortlich sein wie Eiterherde im Körper oder Bindegewebskrankeiten. Krankheitskeime werden durch das Blut vom kranken Organ zum Herzen geschwemmt; sie siedeln sich an den Herzklappen an, wo sie dann Entzündung und Klappenzerstörung auslösen. Auch nach Streptokokkeninfekten im Rachen kann eine Herzklappen- und Herzmuskelentzündung entstehen. Hier handelt es sich aber um eine Reaktion des Körpers gegen die Streptokokken, die sich auch gegen das körpereigene Herzgewebe richtet. Keime siedeln sich dabei nicht im Herzen an, dennoch können Herzklappenfehler entstehen. Man spricht dabei vom rheumatischen Fieber. Nicht immer findet man jedoch die zu Grunde liegende Erkrankung.

Ärztliche Behandlung: Steht die Diagnose fest (durch EKG und Ultraschalluntersuchung), so sucht man nach dem Auslöser. Entsprechend der Grundkrankheit werden bei bestimmten

Infektionen Antibiotika verordnet, bei Bindegewebserkrankungen entzündungshemmende Mittel, u. a. Kortisonpräparate. Im Fall einer Ergussbildung bei Herzbeutelentzündung ist zur Entlastung des Herzens, aber auch zur Diagnose gelegentlich eine Punktion notwendig, wobei die Flüssigkeit mit einer Nadel abgesaugt wird. Bei wiederkehrender starker Ergussbildung wird der Arzt eine Operation ins Auge fassen. Bei rheumatischem Fieber wird Penicillin über viele Jahre als Prophylaxe vor Herzklappenschäden eingesetzt. Die Schmerzen selbst sprechen auf die Gabe von *Salizylaten* und *Kortison* an.
Bei *Entzündung der Herzinnenhaut* ist manchmal rasch eine Herzklappenoperation notwendig. Oft entwickelt sich der Herzklappenfehler aber langsam und es muss erst Jahre nach der Entzündung (oder in leichten Fällen gar nicht) operiert werden.

Selbsthilfe: Nicht möglich.

Einriss der Hauptschlagader

Symptome: Plötzlich auftretende heftigste Brustschmerzen, die denen des Herzinfarkts ähnlich sind. Die Schmerzen sind manchmal auch im Bauchraum und in den Beinen spürbar.

Ursachen: Die Erscheinung ist sehr selten. Betroffen sind meist jüngere Personen mit hohem Blutdruck sowie Menschen, die an einer Erbkrankheit des Bindegewebes (Marfan-Syndrom) leiden. Ein derartiger Einriss der Hauptschlagader-Innenwand kann zu einer Verengung der Herzkranzgefäße (mit der Folge eines Herzinfarkts) oder anderer großer Arterien führen. Meist kommt es aber zu einem Verbluten der Betroffenen.

Ärztliche Behandlung: Rascheste Operation ist notwendig.

Selbsthilfe: Nicht möglich.

Lungenerkrankungen

Lungenembolie

Symptome: Starke dumpfe Brustschmerzen, die jedoch nicht in die Arme ausstrahlen, begleitet von plötzlicher heftiger Atemnot. Angst und Vernichtungsgefühl sind wie beim Herzinfarkt vorhanden. Die Schmerzen können stundenlang dauern. Bei der Untersuchung entdeckt der Arzt oft keine Ursache für die Beschwerden, und auch im Röntgenbild erkennt man anfangs oft keine typischen Veränderungen. Untersucht man jedoch den Sauerstoffgehalt des Blutes, so ist dieser meist deutlich erniedrigt. Auch durch spezielle bildgebende Verfahren mit Kontrastmittelgabe wie Spiral-Computertomographie oder Szintigraphie kann die Embolie nachgewiesen werden.

Ursachen: Von Thrombosen (Blutpfropfen in Blutgefäßen) an anderen Stellen des Körpers, insbesondere von Venenentzündungen her, können sich Gerinnsel lösen, die als so genannte Emboli vom Blutstrom mitgerissen werden, in die Lungenarterien schießen und eine Verstopfung dieser Arterien bewirken. Das Lungengewebe ist plötzlich von der Blutzufuhr abgeschnitten und kann dem Blut keinen frischen Sauerstoff zuführen; es besteht Lebensgefahr.

Ärztliche Behandlung: Der Arzt wird sich um sofortige Hemmung der Blutgerinnung (Blutverdünnung) mit *Heparin* und ähnlichen Substanzen bemühen, um das Gerinnsel und seinen Ursprung, die Thrombose an einem anderen Ort, aufzulösen. Nach einer Lungenembolie muss über eine lange Zeit eine Blutverdünnung erfolgen, um der neuerlichen Bildung eines Blutpfropfens vorzubeugen.

Selbsthilfe: Wer zu Venenentzündungen neigt, sollte mit Selbsthilfemaßnahmen der ursächlichen Thrombose und damit auch der daraus resultierenden Lungenembolie vorbeugen:

- Hören Sie auf zu rauchen.
- Frauen über 35 sollten keine Antibabypille mehr nehmen.
- Bei längerer Bettlägerigkeit immer wieder die Beinmuskeln anspannen, Knöchel und Zehen bewegen, um die Blutzirkulation anzuregen.
- Auf langen Flügen öfters auf und ab gehen, beim Sitzen Muskeln anspannen, Füße und Zehen bewegen (Vermeidung so genannter »Reiseembolien«). Bei langen Flügen und Risikopatienten eventuell sogar Gerinnungshemmer vor dem Abflug in die Haut spritzen (bitte den Arzt fragen!).
- Stützstrümpfe tragen!

Lungeninfarkt

Symptome: Heftigste stechende Brust- oder Rückenschmerzen, insbesondere beim Einatmen. Häufig kommt es auch zu Hustenreiz und zu blutigem Auswurf.

Ursache: Lungeninfarkt ist die Folge einer Lungenembolie, wenn im Zuge der Embolie auch Lungengewebe abgestorben ist. Dabei entsteht eine Brustfellentzündung als Begleiterscheinung, die letztlich die starken Schmerzen auslöst.

Ärztliche Behandlung: Die Behandlung hat die Blutgerinnungshemmung zum Ziel (siehe »Lungenembolie«), daneben ist aber eine rein schmerz- und entzündungshemmende Therapie notwendig. Personen, bei denen Lungenembolien bzw. Lungeninfarkte aufgetreten sind, müssen über viele Jahre blutverdünnende Mittel einnehmen, weil eine Wiederkehr der auslösenden Thrombose und damit einer Embolie sehr häufig ist.

Wichtig ist aber in all diesen Fällen auch die intensive Suche nach einer »Emboliequelle«: Diese wird meist in den Venen der Beine liegen, doch gelegentlich steckt auch eine Störung der Blutgerinnung mit Neigung zur überschießenden Gerinnselbildung dahinter.

Selbsthilfe: Siehe »Lungenembolie«.

Lungenentzündung

Symptome: Die Schmerzen treten meist an der Rückseite des Brustkorbs auf. In der Regel werden sie durch tiefes Einatmen ausgelöst oder verstärkt. Besonders heftig sind die Schmerzen, wenn als Begleiterscheinung der Lungenentzündung eine Brustfellentzündung vorliegt (außer dem Lungengewebe entzünden sich dann auch die feinen Häute zwischen Lunge und Brustkorb).
Zusätzlich zu den Brustschmerzen kommt es bei einer Lungenentzündung auch zu Fieber, Schüttelfrost und schmerzhaftem Husten.

Ursache: Meist wird eine Lungenentzündung von Bakterien oder Viren, in seltenen Fällen von Pilzen oder chemischen Reizen ausgelöst. Es entzünden sich dann das Lungengewebe und im Falle einer begleitenden Brustfellentzündung auch die Häute zwischen Lunge und Brustkorb.

Ärztliche Behandlung: Bakterielle Lungenentzündung wird stets mit Antibiotika behandelt. Bei Lungenentzündung, die durch Viren ausgelöst wurde, kann man mit Antibiotika einer zusätzlichen Infektion durch Bakterien vorbeugen.

Selbsthilfe: Nicht möglich.

Bronchitis

Symptome: Dumpfe Schmerzen im Brustkorb, schmerzhafter Husten verbunden mit weißlich-gelblichem Auswurf, manchmal Fieber und Atembeschwerden.

Ursache: Akute Bronchitis entsteht meist als Folge einer Erkältungskrankheit. Die Erreger, die den grippalen Infekt auslösen, können auch auf die Bronchialschleimhaut übergreifen und sie infizieren. Häufig wiederkehrende Infektionen der Bronchialschleimhaut schädigen diese dauerhaft und es entsteht eine chronische Bronchitis.

Ärztliche Behandlung: Neben einem fiebersenkenden und entzündungshemmenden Schmerzmittel wird der Arzt schleimlösende Medikamente verordnen, in schweren Fällen Antibiotika.

Selbsthilfe:
- Verzichten Sie sofort auf Zigaretten und meiden Sie verrauchte Räume und schadstoffbelastete Luft.
- Dem Körper Ruhe gönnen und bei akuter Bronchitis keine kalte Luft einatmen.
- Raumluft anfeuchten.
- Hustentees (z. B. aus Thymian, Eibisch, Bohnenkraut, Spitzwegerich) unterstützen die Behandlung.

Lungenkrebs

Symptome: Die ersten Anzeichen ähneln der einer chronischen Bronchitis: dumpfer, anhaltender Schmerz im Brustkorb, manchmal mit stechendem Schmerz beim Einatmen. Atemnot bei Belastung oder pfeifender Atem, Husten mit gelblich weißem Auswurf.

Ursache: In mehr als 90 Prozent der Krankheitsfälle ist Lungenkrebs durch Rauchen zumindest mit verursacht. Das Risiko steigt mit jeder Zigarette!

Ärztliche Behandlung: Wird der Krebs rechtzeitig erkannt, kann der befallene Lungenflügel entfernt werden. Bestrahlungen und Chemotherapie folgen der Operation in bestimmten Fällen.

Selbsthilfe: Nicht rauchen bzw. mit dem Rauchen aufhören! Nach 15 Jahren Abstinenz ist das Erkrankungsrisiko beim Ex-Raucher wieder so gering wie bei einem Nichtraucher.

Brustfellentzündung

Symptome: Die Brustfellentzündung (Rippenfellentzündung, Pleuritis) kann als eigenständige (meist infektbedingte) Krankheit auftreten, ist aber häufig Begleiterscheinung anderer Lungenleiden, wie z.B. Lungeninfarkt, Lungenentzündung, Lungenkrebs. Sie äußert sich insbesondere in heftigen Schmerzen beim Atmen, die meist ein tiefes Einatmen unmöglich machen.

Ärztliche Behandlung: Natürliche Bekämpfung der Ursache. Gegen die Schmerzen zusätzlich Entzündungshemmer (Antiphlogistika).

Selbsthilfe: Es bieten sich zusätzlich Schmierseifenwickel an.

Knochen- oder muskelbedingter Brustschmerz

Die wohl häufigste Ursache von Schmerzen im Bereich des Brustkorbs entstammt Veränderungen am Bewegungs- und Stützapparat. Die Schmerzen können von den Rippen, der Wirbelsäule, der Schulterregion und in seltenen Fällen von Tumorabsiedelungen (Metastasen) im Bereich der Knochen herrühren.

Symptome: Der Schmerz setzt meist akut ein und lässt dann zuerst an eine Herzerkrankung denken. Dagegen spricht jedoch die Schmerzverstärkung bei bestimmten Bewegungen oder Haltungen. Der Betroffene nimmt automatisch eine Schonhaltung ein. Auch sind beispielsweise Schmerzen im Rippenbereich druckempfindlich. Krampfartige Schmerzen entstehen, wenn die Muskulatur zwischen den Rippen verspannt ist. Von einer Intercostalneuralgie spricht man, wenn die Nervenbahnen zwischen den Rippen irritiert sind und Schmerz verursachen.
Ebenfalls in erster Linie von den Rippen geht jener Schmerz aus, der auf Metastasen in den Knochen zurückzuführen ist.
Liegt eine Blockierung im Bereich der Halswirbelsäule vor, tut es meist zusätzlich im Nacken und zwischen den Schultern weh.
Abnützungen der Brustwirbelsäule, Bandscheibenvorfälle, Entzündungen oder Wirbeleinbrüche bei Osteoporose führen zu Rückenschmerzen, die manchmal bis nach vorne ausstrahlen.
In einen oder beide Arme strahlen Schmerzen aus, die ihren Ursprung in der Schulterregion haben. Vielfach sind Abnützungen oder Entzündungen im Schultergelenk selbst, noch häufiger aber weichteilrheumatische Erkrankungen der Schulter (Sehnenansätze, Schleimbeutel) dafür verantwortlich.

Ursache: Fehlhaltung, Fehlbewegungen, Fehlstellung der Wirbelsäule oder falsche Atmung führen zu Blockierungen und Verspannungen, deren Schmerz sich dann entlang der Nervenbahnen in die Umgebung ausbreitet oder durch muskuläre Verspannungen verursacht wird. Er strahlt aus. Dasselbe passiert wie oben erwähnt bei krankhaften Veränderungen der Wirbelsäule oder der Schulter (Abnützungen, Entzündungen, Weichteilrheumatismus).

Ärztliche Behandlung: Infiltrationen (Injizieren von Lokalanästhetika) der verspannten Muskeln sind im akuten Zustand hilfreich. Hat der Patient Angst vor Spritzen, so kann die Elektrotherapie, Ultraschall und Massage Schmerzlinderung bringen. Eine oft wirksame Hilfe bei Blockierungen im Brust- und Rippenbereich ist die Manualtherapie. Der speziell ausgebildete Arzt löst die Blockierungen durch gezielte Griffe und sanfte Überdehnungen. Schmerzmittel bringen oft rasche Erleichterung.
Vor allem bei entzündlichen Erkrankungen wird der Arzt eventuell Antirheumatika einsetzen. Auch einfache entzündungshemmende Schmerzmittel (etwa *Acetylsalizylsäure*) sind oft gut wirksam.
Tumorschmerzen bedürfen einer besonderen Behandlung, über die in einem eigenen Kapitel genauer berichtet wird.

Selbsthilfe: Neben Entspannungsübungen, die sowohl Seele als auch Muskeln entspannen, bringen Kälte (bei akuten Entzündungen, Prellungen etc.) und Wärme (bei länger dauernden Schmerzzuständen sowie Muskelverspannungen) Linderung. Auch andere physikalische Maßnahmen wie Massage, Heilgymnastik und Bäder helfen. So ist ein zehnminütiges Vollbad mit 37 Grad Wassertemperatur manchmal lindernd.
Ebenfalls hilfreich: Fußreflexzonenmassage. Massieren Sie am Innenrand der Fußsohle von der großen Zehe bis zur Ferse. Sie können damit der Reihe nach Hals-, Brust- und Lendenwirbel-

säule beeinflussen. Auf dem Fußrücken, knapp hinter dem Zehenansatz, liegen die Zonen für den Schultergürtel.

Schmerzen in der weiblichen Brust

Wenn Ihre Brust schmerzt, dann hat das meist harmlose Ursachen. (Sind jedoch Knoten zu tasten, so könnte dies ein Hinweis auf Brustkrebs sein.)

Symptome, Ursachen und Behandlung:

- Die Brüste schmerzen, spannen und sind berührungsempfindlich, bevor Ihre Menstruation einsetzt: Dies ist eine normale Begleiterscheinung bzw. ein Vorbote der Monatsblutung. Eine Behandlung ist nicht erforderlich, da sich die Beschwerden nach Einsetzen der Blutung von selbst geben. Wenn Sie aber unter einem derartigen »prämenstruellen Syndrom« massiv leiden, sollten Sie mit Ihrem Gynäkologen bezüglich einer Hormontherapie sprechen.
- Die Brüste tun während der Schwangerschaft weh: Daran ist die hormonelle Umstellung schuld.
- Die Brüste schmerzen im Zusammenhang mit dem Stillen: Dies kann eine Anfangsreaktion sein oder auf Milchstau bzw. Brustentzündung hindeuten. Was hilft: Vor dem Stillen warme Dunstumschläge. Bei Brustentzündung können Topfenumschläge Linderung bringen, doch muss bei bakteriellen Entzündungen der Arzt Antibiotika verordnen.
- Sie haben Brustspannen und -schmerzen, wenn Sie die Pille oder Hormone einnehmen: Hier liegt die Ursache ebenfalls in der hormonellen Umstellung durch Einnahme der Pille oder Hormonersatztherapie während der Wechseljahre.
- Die Brust ist geschwollen, gerötet, druckempfindlich und tut

weh. Eventuell kommt Fieber hinzu. Vermutlich ist Brustentzündung die Ursache. Anfangs helfen Topfenumschläge oder Umschläge mit essigsaurer Tonerde (ein Tuch damit bestreichen bzw. eintauchen und auf die Brust auflegen). Der Arzt behandelt, wo notwendig (bakterielle Entzündung), mit Antibiotika, Wärmepackungen und Teersalben.

- Die Brustwarze schmerzt, ist eventuell eingezogen oder juckt und sondert eine Flüssigkeit ab: Diese Erscheinungen können ein Hinweis auf Brustkrebs sein. Suchen Sie rasch einen Arzt auf und lassen Sie sich untersuchen. Im Frühstadium kann Brustkrebs durch Entfernung der bösartigen Geschwulst (heute sehr oft brusterhaltend) mit guten Heilungschancen behandelt werden.
- Grundsätzlich sollte jede Frau sich in regelmäßigen Abständen einer Mammographie unterziehen.

Speiseröhrenschmerz

Die Speiseröhre liegt noch im Brustbereich und Entzündungen können sich ebenfalls als Brustschmerzen äußern.

Symptome: Oft treten an der Speiseröhre Krämpfe auf, die in ihrer Heftigkeit durchaus an Symptome anderer Krankheiten (einschließlich Herzinfarkt) heranreichen. Außerdem kommt es manchmal zu Übertritt von Magensäure in die Speiseröhre (Sodbrennen oder Reflux), was von brennenden, drückenden Schmerzen hinter dem Brustbein begleitet sein kann. Stellt sich das Sodbrennen hauptsächlich im Liegen ein, zieht sich der Schmerz bis zum Hals hinauf und kommt es zusätzlich zu Schluckbeschwerden bei sehr kalten oder heißen Speisen, so ist an eine Speiseröhrenentzündung zu denken.

Druck und Fremdkörpergefühl in der Speiseröhre können ihre Ursache in Speiseröhrendivertikeln (Ausbuchtungen) haben. Starke krampfartige Schluckbeschwerden mit Druck- und Würgegefühl weisen auf Speiseröhrenverengung hin. Anfangs kaum Schmerzen, sondern lediglich Schluckbeschwerden verursacht der Speiseröhrenkrebs. Erst später kommen Schmerzen hinter dem Brustbein, Gewichtsabnahme, Mundgeruch, Übelkeit und Heiserkeit hinzu.

Ursachen: Für Sodbrennen kann die Ursache in einer Schwäche des Speiseröhrenschließmuskels liegen, aber auch zu viel Nikotin, Alkohol und Kaffee sowie Übergewicht, eine Schwangerschaft oder ein Zwerchfellbruch können die Auslöser sein.
Speiseröhrenentzündung entsteht vorwiegend durch Rückfluss von Magensäure. Alkohol- und Zigarettenmissbrauch fördern die Säurebildung. In selteneren Fällen sind Medikamente, Zwerchfellbruch oder Verletzungen schuld.
Zu Divertikelbeschwerden kommt es, wenn die Speiseröhre sackähnliche Ausstülpungen bildet.
Durch Narben von Krampfaderverödung (bei Leberzirrhose), Geschwüren oder Verletzungen der Speiseröhre kann es zur Verengung und den damit verbundenen Schmerzen kommen.
Die Ursachen für Krebs sind nicht erwiesen. Fest steht aber, dass Personen, die rauchen und viel Alkohol trinken, besonders gefährdet sind.

Ärztliche Behandlung: Säurehemmer.

Selbsthilfe: Zigaretten und Alkohol meiden, Übergewicht abbauen, Speisen gut kauen.

Ausstrahlungsschmerz aus der Bauchhöhle

Brust und Bauchorgane liegen sehr eng nebeneinander und sind nur durch das Zwerchfell getrennt. So kommt es häufig vor, dass Erkrankungen der Bauchorgane sich mittels Schmerzen im Brust- und Rückenbereich äußern. Dazu zählen die Bauchspeicheldrüsenentzündung, Erkrankungen der Gallenblase und Gallenwege, aber auch Magengeschwüre. Zumeist bestehen aber daneben auch Bauchschmerzen oder andere Symptome wie Übelkeit und Erbrechen. Nach reichlichen Mahlzeiten kann es durch einen hoch gestellten Magen zu Schmerzen, ähnlich jenen einer Angina pectoris, kommen (»Römheld-Syndrom«). Außerdem können Zwerchfellbrüche bestehen, durch die ebenfalls Teile des Magens in Mitleidenschaft gezogen werden und zu Schmerzen in der Brustgegend führen.

Andere Arten von Brustschmerz

Psychisch bedingte Schmerzen

Stress und seelische Probleme verursachen öfter Brust- bzw. Herzschmerzen, als man glaubt. Sind die Schmerzen mit Herzklopfen oder -jagen verbunden und lassen bei körperlicher Belastung eher nach, liegt der Schluss nahe, dass keine organische, sondern eine psychische Ursache zu Grunde liegt. An seelisches »Herzeleid« ist auch dann zu denken, wenn Sie Beklemmung oder dumpfen Herzschmerz empfinden bei Angst vor einer schwierigen Situation, nach Verlust eines nahe stehenden Menschen, bei Beziehungsproblemen, unglücklicher Liebe etc. In seltenen Fällen kann es zu einem seelisch bedingten Atemkrampf (Hyperventilation) kommen: Man empfindet krampfartige Schmerzen in der Brust, die Atmung geht übermäßig schnell, trotzdem leidet man an Atemnot. Zusätzlich treten oft Angstgefühle und Kribbeln in den Fingern auf oder die Hände verkrampfen sich.

Die *Behandlung* muss sich in all diesen Fällen selbstverständlich auf die Seele konzentrieren. Allerdings ist bei Hyperventilation folgende Sofortmaßnahme möglich: Halten Sie sich eine Tüte vor den Mund und atmen Sie langsam und flach einige Minuten lang die verbrauchte Luft aus der Tüte ein.

Generell helfen bei seelisch bedingten Beschwerden regelmäßig durchgeführte Entspannungsübungen. Aber auch Sport ist zu empfehlen: Durch körperliches Training werden Endorphine ausgeschüttet, die für unser seelisches und körperliches Wohlbefinden sorgen. Schließlich trägt das Gespräch mit einem Psychologen oder eine Psychotherapie dazu bei, mit der unbewältigbar scheinenden Situation und den seelischen Problemen besser zurechtzukommen.

Medikamentenbedingte Schmerzen

Treten Schmerzen in der Brust nach der Einnahme von Medikamenten auf, so handelt es sich vermutlich um eine Nebenwirkung dieser Arzneien. Dies kann etwa bei manchen Grippe- und Asthmamitteln vorkommen.

Eine *Behandlung* ist hier kaum möglich bzw. sinnvoll. Sprechen Sie mit Ihrem Arzt, ob es möglich ist, das betreffende Medikament durch ein anderes zu ersetzen.

Gürtelrose

Besonders unangenehm sind Schmerzen, die auf das Nervensystem betreffende Infektionskrankheiten zurückzuführen sind. Dazu gehört in erster Linie die Gürtelrose (Herpes zoster). Die durch das Windpocken-Virus verursachte Krankheit zeigt sich von außen durch kleine Bläschen und breitet sich entlang einer Nervenbahn aus. Die damit verbundenen einseitigen Nervenschmerzen bleiben oft noch lange nach Abheilung der Bläschen bestehen.

Die *Behandlung* von außen erfolgt durch fetthaltige Salben. Innerlich wird meist *Aciclovir* (»Zovirax«) in Form von Tabletten oder Infusionen verabreicht, das hilft die Krankheit in den Griff zu bekommen.
Schmerzlinderung kann im akuten Zustand durch den Einsatz verschiedener Stromarten (siehe Elektrotherapie, S. 49 ff.) erreicht werden. Mit Schmerztabletten (selbst auf Morphinbasis) erreicht man oft keine vollständige Schmerzfreiheit.
Bei der Behandlung der oft lang nach Abheilung der Gürtelrose anhaltenden Schmerzen bringt manchmal das Unterspritzen des Schmerzareals mit Lokalanästhetika oder auch das Auftragen von Lokalanästhetikasalben Linderung. In vielen Fällen gelingt es, mit transkutaner elektrischer Nervenstimulation (*TENS*) oder mit Akupunktur den Schmerz einzudämmen. Auch die Gabe von *Amitriptylin* oder *Carbamazepin* ist hin und wieder hilfreich. Nur wenn alle diese Maßnahmen nicht greifen, verordnet der Arzt manchmal so genannte zentrale Schmerzmittel, die nicht am Ort der Schmerzentstehung, sondern in Rückenmark und Gehirn wirken. Diese Medikamente dürfen nur unter strengster ärztlicher Kontrolle eingenommen werden. Man kann selbst zur Genesung beitragen, indem man Kälte, Feuchtigkeit und Zugluft meidet und dem Körper Ruhe gönnt.

Borreliose

Ebenfalls eine mit dem Nervensystem in Zusammenhang stehende Infektionskrankheit ist die Borreliose. Sie wird durch Zecken oder Stechfliegen übertragen. Sehr oft ist der Ort des Bisses die Brust- oder Nackenregion. Die Krankheit beginnt oft mit einem kreisförmigen, roten, größer werdenden Fleck rund um die Bissstelle und kann zu Nerven, Gelenksentzündungen oder Herzrhythmusstörungen führen. Die mit der Erkrankung verbundenen Nervenschmerzen treten vor allem nachts auf und können unerträglich werden. Möglichst frühzeitige Gabe von Antibiotika ist die wirksamste *Behandlung*.

Bauchschmerzen

Ähnlich wie beim Brustschmerz kann ein Schmerzzustand im Bauchbereich, vor allem wenn er plötzlich auftritt, Hinweis auf eine gefährliche, lebensbedrohende Erkrankung sein. Allerdings ist das Ausmaß des Bauchschmerzes nicht immer ein Hinweis für den Schweregrad der Erkrankung.
Welche Organe liegen im Bauchbereich (also unterhalb des Zwerchfells) und können daher in erster Linie betroffen sein? Es sind dies Leber und Gallenblase (rechter Oberbauch), Magen und die einmündende Speiseröhre (mittlerer Oberbauch), die Milz (linker Oberbauch), Bauchspeicheldrüse (Mittelbauch), der Zwölffingerdarm, der Dünn- und Dickdarm, die Nieren (linker und rechter Mittelbauch), Harnleiter und Harnblase (mittlerer Unterbauch) und bei Frauen schließlich die Eierstöcke, die Eileiter und die Gebärmutter.

Die beiden *Hauptursachen* für die Entstehung von Bauchschmerzen sind Irritation des Bauchfells und Verlegung der Eingeweide. Eine *Irritation des Bauchfells* (Peritonitis) kann u. a. durch in den Bauchraum austretendes Blut, Magensaft, Gallensaft, Bauchspeicheldrüsensaft, Kot oder durch Infektionen auftreten. Die dabei entstehende Entzündung führt zur Irritation der vielen im Bauchfell vorhandenen Nervenendigungen und ruft einen eher dumpfen bis stechenden Schmerz hervor, der kontinuierlich vorhanden ist. Eine Verlegung z. B. eines Gallenblasenganges durch Steine oder des Darmes bei einem Darm-

verschluss ist im Gegensatz dazu meist von krampfartigen Schmerzen begleitet, bei denen ein Krampf von einer Entspannungsphase und diese wieder von einem Krampf abgelöst wird (»kolikartig«).
Zu solch einer Verlegung oder einem Verschluss kann aber nach Stunden bis Tagen eine Bauchfellentzündung hinzukommen, sodass die beiden Schmerztypen dann kombiniert auftreten.

Koliken

Mit kolikartigen Schmerzen ist es unmöglich, ruhig im Bett zu liegen. Man ist schmerzgepeinigt, stetig unterwegs und könnte »die Wände hochgehen«. Wie bereits oben erwähnt, handelt es sich dabei um heftigste Krämpfe, die abwechselnd mit kurzen Entspannungsmomenten auftreten. Wo der Schmerz zu spüren ist, hängt vom Organbefall ab. Koliken treten insbesondere bei Verlegung des Gallenganges (zwischen Gallenblase und Zwölffingerdarm), der Harnleiter (zwischen Niere und Harnblase) und des Dünn- oder Dickdarms auf.

Verlegung der Gallenwege

Symptome: Die Gallengangskolik geht mit heftigen krampfartigen Schmerzen im rechten Oberbauch einher. Der Schmerz kann sich in den mittleren Oberbauch ausbreiten und in die untere Lenden- bis Kreuzregion. Ist die Gallenblase mitbeteiligt, so strahlt der Schmerz oft in die rechte Rückenregion bis zum Unterrand des Schulterblattes aus oder projiziert sich direkt dorthin (Projektionsschmerz). Heftige Schmerzen entstehen meist nur bei plötzlichem Verschluss der Gallenwege. Ein

langsamer Verschluss (wie bei Gallengangskrebs oder anderen Tumoren) ist meist schmerzfrei. Zusätzlich zu Schmerzen geht eine Verlegung der Gallenwege meist mit einer Gelbsucht einher, die sich in gelber Verfärbung der Augen und der Haut sowie braunem Harn zeigt.
Auch Gallenblasenentzündungen können von kolikartigen Schmerzen begleitet sein, häufig ist aber der Schmerz dabei dumpfer und weniger krampfartig. Er strahlt in die rechte Schulterblattregion aus und ist von Fieber begleitet.

Ursachen: Meist sind Gallensteine die Ursache von Verschlüssen. Stoffwechselstörungen können dazu führen, dass sich in der Galle aus Cholesterin oder aus Kalzium Steine bilden. Ihre Größe reicht von der eines Sandkorns bis zu der einer Nuss. Wenn die Steine die Gallengänge verlegen und der Organismus versucht, sie durch das Zusammenziehen der Muskulatur weiterzutransportieren, entstehen kolikartige Schmerzen. Übergewicht begünstigt die Entstehung von Gallensteinen.
Aber auch Tumoren und andere Strukturen, die die Gänge abdrücken, können eine Verlegung bzw. einen Verschluss der Gallenwege und damit manchmal die genannten Schmerzen auslösen.

Ärztliche Behandlung: Die Diagnose wird in erster Linie mit Hilfe von Ultraschalluntersuchungen gestellt, da Steine eine charakteristische Veränderung der Schallwellen verursachen. Aber auch Röntgenuntersuchungen mit Kontrastmitteln sind gelegentlich notwendig. Gehen die Steine nicht von selbst ab, muss eventuell eine operative Gallenblasenentfernung durchgeführt werden, die heute meist durch Bauchspiegelung erfolgt. Kommt es dort zur Verlegung, wo die Gallenwege in den Zwölffingerdarm einmünden, kann auch im Zuge einer Zwölffingerdarmspiegelung diese Mündungsstelle mit einem kleinen Messer gespalten und so der Stein freigesetzt werden.

Manche Gallenblasensteine können auch mit Medikamenten verkleinert oder aufgelöst werden. Gallensteine werden zunehmend mittels Schallwellen (Lithotripsie) zertrümmert. Um im Akutfall die Schmerzen zu beherrschen, sind neben Schmerzmitteln auch krampflösende Substanzen notwendig.

Selbsthilfe: Grundsätzlich sollte vorbeugend einmal Übergewicht abgebaut werden. Bei einer Kolik bringen heiße oder kalte Wickel, aber ebenso eine simple Wärmflasche, auf den Gallenbereich aufgelegt, etwas Linderung. Auch Wassertrinken in kleinen Schlucken hilft ein wenig. Bis zum Eintreffen beim Arzt kann ein krampflösendes Zäpfchen (»*Buscopan*«) die Schmerzen vorübergehend erträglicher machen.

Harnleiterkolik (Nierenkolik)

Symptome: Heftigste Kolikschmerzen, die vom Unterbauch ausgehend in die Lendenregion und in Richtung Blase, Hoden und Oberschenkel ausstrahlen. Oft ist auch der Harn blutig.

Ursachen: Eine Verlegung der Harnleiter von innen durch Steinabgänge aus dem Nierenbecken oder von außen durch Tumoren oder Narben. Nierensteinbildung wird begünstigt durch chronische Harnweginfekte, Aufstauen des Harns bei Hindernissen (Narben, Verengungen), Ernährung, die den Harn mit jenen Mineralien übersättigt, die sich als Steine auskristallisieren können, Gicht, zu wenig Flüssigkeitszufuhr.
Die Entstehung eines Tumors in der Nieren- oder Blasenregion wird durch Rauchen und langdauernden Schmerzmittelmissbrauch gefördert.

Ärztliche Behandlung: Der Arzt kann versuchen, den Stein mit einer Schlinge im Rahmen einer Blasenspiegelung herauszu-

ziehen. Auch Steinzertrümmerung mittels Ultraschall ist möglich. Schließlich ist in manchen Fällen eine Operation notwendig, um den Stein zu entfernen. Nach seiner Entfernung muss der Stein im Labor auf seine Zusammensetzung untersucht werden, sodass es möglich ist, durch gewisse Einschränkungen bei der Ernährung in Zukunft die Bildung weiterer Steine zu verhindern.
Um bis zur Steinentfernung die Schmerzen zu bekämpfen, müssen starke Schmerzmittel und krampflösende Medikamente eingesetzt werden, die aber oft nur bis zu einem gewissen Grad helfen.
Ist ein Tumor schuld an den Koliken, so muss dieser selbstverständlich operativ entfernt werden.

Selbsthilfe: Viel trinken, um den Stein möglichst auf natürliche Weise auszuschwemmen. Vorbeugend können in der Ernährung bestimmte Mineralien eingeschränkt werden, die zur Steinbildung führen. Gezielt ist dies erst möglich, wenn schon einmal bei diesem Patienten ein Nierenstein chemisch analysiert wurde und man über die Zusammensetzung Bescheid weiß. Da die überwiegende Zahl der Steine jedoch aus Kalziumoxalat besteht, hilft in den meisten Fällen reduzierte Zufuhr von Milch und Milchprodukten, salzarme Ernährung sowie die Vermeidung von Spinat, Rhabarber und Tomaten.

Harnblasenverschluss

Symptome: Meist dumpfer Druck in der Region über dem Schambein.

Ursachen: Der Verschluss entsteht meist durch Verengungen der Harnröhre, und zwar hauptsächlich bei älteren Menschen (insbesondere bei Männern bedingt durch Prostatavergrößerungen). Derartig »Überlaufblasen« können oft mehrere Liter Harn enthalten und einen großen Tumor vortäuschen.

Ärztliche Behandlung: Akute Maßnahmen stellen eine vorsichtige Entlastung durch Ableiten mittels Harnkatheter dar. Aber auch die eigentliche Ursache des Harnverhaltens muss geprüft und beseitigt werden.

Darmverschluss

Symptome: Es liegen zwar auch beim Darmverschluss Koliken vor, doch sind diese meist etwas weniger schmerzhaft als eine Gallengang- oder Harnleiterkolik. Dünndarmverschlüsse verursachen Schmerzen in der mittleren Bauchregion (um den Nabel), Dickdarmverschlüsse gehen mit Schmerzen im Unterbauch und manchmal auch mit tiefsitzendem Rückenschmerz einher. Der Bauch ist oft aufgetrieben, Wind und Stuhl können nicht abgehen. Nach einigen Stunden kommt Erbrechen von galligem Darminhalt hinzu. Nach stundenlangen Koliken kann Darmlähmung eintreten.

Ursachen: Darmverschlüsse können durch Strangbildungen von außen nach abgelaufenen Entzündungen oder Operationen entstehen, durch Verdrehung des Darms (Dünndarm), durch Verlegung mit bestimmten unverdauten Speisen, durch Tumoren (fast nur im Dickdarm) oder auch durch Kotsteine (Dickdarm). Es kann auch ein Darmabschnitt in einem Bruch in der Bauchwand eingeklemmt sein. Schließlich ist es möglich, dass der Darmverschluss ohne mechanische Ursachen entsteht, sondern in einer Bauchfellentzündung seinen Ausgang nimmt, die zu einer »Darmlähmung« führt (»Paralyse«).

Ärztliche Behandlung: Mittels Röntgenuntersuchung und eventuell Ultraschall wird festgestellt, wo sich die Verengung bzw. der Verschluss befindet. Danach muss sofort operiert werden.

Selbsthilfe: Nicht möglich.

Entzündungen/Bauchfellirritationen

Je nachdem, in welchem Ausmaß und mit welcher Geschwindigkeit die Irritation auftritt, kann der Schmerz schleichend beginnen und langsam zunehmen oder plötzlich entstehen. Es handelt sich um einen dumpfen bis stechenden Schmerz, der kontinuierlich vorhanden ist. Der Schmerz nimmt mit Druck von außen oder Spannungserhöhung im Bauchraum (Niesen, Husten, Bewegung) zu. Mit derartigen Schmerzen liegt man meist ruhig im Bett, vermeidet tunlichst Bewegungen und zieht die Beine etwas an, um die Spannung der Bauchdecke zu verringern (»Schonhaltung«). Gelegentlich können auch leichte Krämpfe der Bauchmuskulatur auftreten. Wo die Beschwerden auftreten, hängt vom Befall des jeweiligen Organs ab.

Bauchfellentzündung

Symptome: Ist das Bauchfell nicht nur durch andere Entzündungen irritiert, sondern selbst entzündet (»akuter Bauch«), so kommt es zu heftigen Schmerzen, harter, gespannter Bauchdecke, Erbrechen, Stuhl- und Windverhalten. Der Puls geht sehr schnell, Atemstörungen treten auf. Es besteht Lebensgefahr!

Ursachen: Jene Haut, von der die Bauchorgane umhüllt werden, ist entzündet, der Bauchraum dabei oft vereitert. Bauchfellentzündung kann die unmittelbare Folge vieler Verletzungen oder Erkrankungen sein: Durchbruch von Geschwüren, Blinddarmdurchbruch, Darmverletzungen, Infektion nach Verletzungen der Bauchdecke u. a.

Ärztliche Behandlung: Rascheste Operation und Gabe von Antibiotika.

Selbsthilfe: Nicht möglich.

Blinddarmentzündung

Symptome: Der Blinddarm liegt zwar im rechten Unterbauch, doch können die bei einer Entzündung auftretenden Schmerzen mannigfaltig sein und sich sogar auf die entgegengesetzte Seite projizieren oder auf die Blase und die Geschlechtsteile ausstrahlen. Die Blinddarmentzündung kann schleichend beginnen oder sich akut bemerkbar machen. Im Akutfall treten Schmerzen auf, die sich bei Husten, Niesen und Gehen verstärken. Auch Erbrechen, Schwindel, Verstopfung oder erhöhte Temperatur können hinzukommen und üblicherweise ist der Bauch hart.
Führt die Entzündung zu einem Blinddarmdurchbruch, so kann es zu ausgeprägter Bauchfellentzündung kommen.

Ursachen: Wird das offene Ende des Wurmfortsatzes etwa durch einen Knick, einen Fremdkörper oder Kotstauung verlegt, so kommt es zu einer Infektion.

Ärztliche Behandlung: Diese besteht immer in Operation.

Selbsthilfe: Nicht möglich.

Divertikulitis

Eine sehr häufige Veränderung im Dickdarm sind Wandausstülpungen, so genannte Divertikel, die sich entzünden können.

Symptome: Krampfartige Bauchschmerzen (häufig im linken Unterbauch) sowie Wechsel zwischen Durchfall und Verstopfung. Manchmal enthält der Stuhl Blut.

Ursachen: In den Divertikeln verfangen sich oft Kotreste, in denen Bakterien wuchern und so eine Entzündung herbeiführen. Divertikelentzündungen können auch zu einem Darmdurchbruch (»Perforation«) mit Austritt von Kot in den Bauchraum führen.

Ärztliche Behandlung: Zunächst muss durch Darmspiegelung eine Krebserkrankung ausgeschlossen werden, die sich durch ähnliche Beschwerden äußern können. Die Divertikulitis und damit die Schmerzen können schließlich mit Antibiotika zum Abklingen gebracht werden. Bei Darmdurchbruch muss sofort operiert werden!

Selbsthilfe: Da es bei viel körperlicher Bewegung und ballaststoffreicher Kost (z. B. Weizenkleie) erfahrungsgemäß seltener zu solchen Entzündungen kommt, ist entsprechende Lebensweise als Vorbeugung sinnvoll. Auf Abführmittel verzichten, da diese eine Erkrankung begünstigen können. Bei einer leichten Entzündung helfen oft Bettruhe und Null-Diät.
Vorbeugend und darmanregend wirkt die Yogaübung »Darmmühle«:
Sie sitzen auf einem Sessel und spannen während des Ausatmens und der darauf folgenden Pause das rechte untere Bauchmuskelviertel an, beim Einatmen wieder lockerlassen.

Nach und nach führen Sie diese abwechselnde An- und Entspannung im rechten oberen Bauchviertel, dann links oben und schließlich links unten durch.

Entzündungen der Eierstöcke und des Eileiters

Symptome: Unterbauchschmerzen (meist einseitig), die in die Leistengegend oder sogar in den Rücken ausstrahlen können. Oft von hohem Fieber begleitet.

Ursachen: Über Scheide oder Gebärmutter steigen Bakterien (häufig Chlamydien!) zu den Eierstöcken auf und rufen dort die Entzündung hervor.

Ärztliche Behandlung: Die Entzündung wird mit Antibiotika behandelt. Besteht hohes Fieber, so ist ein Krankenhausaufenthalt notwendig, wo Antibiotika dann intravenös verabreicht werden. In jedem Fall sollte die Behandlung durch Wärme und Bettruhe unterstützt werden.

Selbsthilfe: Nicht möglich.

Magenerkrankungen

Sowohl Entzündungen des Magens (Gastritis) als auch Geschwüre (Ulcus) im Magen und im Zwölffingerdarm gehen mit Schmerzen im Bauchraum einher.

Symptome: *Magengeschwüre* äußern sich durch Druck- und Völlegefühl nach dem Essen, Schmerzen im Oberbauch, Sodbrennen und Erbrechen von saurem Mageninhalt.
Hingegen ist das *Zwölffingerdarmgeschwür* durch Nüchtern-

bzw. Hungerschmerz (vor allem auch nachts) gekennzeichnet. Der Schmerz liegt meist zwischen Nabel und Mitte des rechten Rippenbogens, ist bohrend, schneidend, stechend.
Bei *Entzündung der Magenschleimhaut* (Gastritis) können die Beschwerden unterschiedlich sein: Manchmal tritt der Schmerz in der Magengrube plötzlich auf und ist begleitet von Kopfweh, Übelkeit, Fieber, manchmal äußert sie sich durch drückende Schmerzen nach dem Essen.

Ursachen: Sowohl die Magengeschwüre als auch Gastritis sind häufig auf den infektiösen Erreger *Helicopacter pylori* zurückzuführen. Zusätzliche Auslöser können Alkoholmissbrauch, ungesunde Lebensweise und Stress, Schmerzmittelmissbrauch (*Acetylsalizylsäure,* Antirheumatika), aber auch seelische Konfliktsituationen sein. Auch Magenkrebs kann zu Geschwüren führen, die aber meist schmerzlos sind. Hier stehen Völlegefühl, Appetitlosigkeit und Ekel vor Fleisch im Vordergrund.

Ärztliche Behandlung: Meist ist eine Magenspiegelung (Gastroskopie) und eine Gewebsprobenentnahme nötig; dabei wird die genaue Lokalisation des Ulcus festgestellt und in der Gewebsprobe nach möglichen bösartigen Zellen gesucht und das Vorhandensein von *Helicopacter pylori* beurteilt.

Selbsthilfe: Bei Magenschmerzen kann chinesische Akupressur schnell Erleichterung bringen. Bei Gastritisschmerzen, die auf Grund von Übersäuerung auftreten, sollte man den Punkt G34 drücken: an der Unterschenkelaußenseite, unterhalb des Wadenbeinköpfchens.
Wer Probleme wegen mangelnder Magensäure hat, massiert den Punkt M36, eine Handbreit unter dem Knie, einen Fingerbreit nach außen. Auch das Bürsten des Magen- und Milz-Pankreas-Meridians hilft bei Magenbeschwerden: Wenn Sie den vorderen Unterschenkel von den Zehen bis zum Knie mit

der Bürste bearbeiten, massieren Sie gleichzeitig beide Meridiane.
Bei starken, krampfartigen Magenschmerzen bringt das Drücken folgender Punkte Linderung: DI4 und KS6. DI4 befindet sich auf dem Handrücken zwischen dem ersten und zweiten Mittelhandknochen, auf dem Muskelwulst, der entsteht, wenn Sie Daumen und Zeigefinger gegeneinander pressen. KS6 liegt zwei Fingerbreit oberhalb der inneren Handgelenksquerfalte.
Weitere Details zu den Akupressurpunkten finden Sie im Buch von Prof. Dr. med. Alexander Meng und Wolfgang Exel, »Chinesisch heilen«, Kneipp-Verlag.
Auch Kräutertees (Pfefferminz, Kamille oder Melisse) lindern Magenschmerzen.
Bewährt haben sich außerdem Wickel auf der schmerzenden Stelle.
Auf Alkohol und Nikotin sollten Sie verzichten, ebenso auf magenschädigende Medikamente. Kaffee, schwarzen Tee und Zitrusfrüchte sparsam genießen.

Bauchspeicheldrüsenentzündung

Symptome: Heftige Bauchschmerzen, die häufig gürtelförmig den Bauch umspannen und in die linke Schulterblattregion ausstrahlen können. Manchmal treten zusätzlich Übelkeit, Erbrechen oder Durchfall auf. Bei einer chronischen Entzündung verstärken sich die Schmerzen nach dem Essen, nach Trinken von Alkohol und im Liegen. Zu einer akuten Entzündung kommt noch Fieber hinzu. Sie ist lebensbedrohend und kann zum Schockzustand führen.

Ursachen: Meist ist Bauchspeicheldrüsenentzündung Folge eines Rückstaus von Bauchspeicheldrüsensaft (z. B. durch Gallengangsteine) oder chronischen Alkoholismus. In seltenen Fällen kann auch eine Fettstoffwechselstörung schuld sein.

Ärztliche Behandlung: Eine akute Entzündung muss oft in der Intensivstation behandelt werden. In manchen Fällen ist eine operative Entfernung der Bauchspeicheldrüse notwendig. Bei chronischer Entzündung nimmt man die fehlenden Bauchspeicheldrüsenenzyme als Medikament ein. Schmerzmittel helfen gegen die lang anhaltenden, starken Schmerzen nur begrenzt.

Selbsthilfe: Absolutes Alkoholverbot! Außerdem muss in der Ernährung auf pflanzliche und tierische Fette weitgehend verzichtet werden, da die kranke Bauchspeicheldrüse zu ihrer Verdauung nicht beitragen kann.

Nierenbeckenentzündung/Blasenentzündung

Symptome: Bei Nierenbeckenentzündung kommt es zu Flankenschmerzen mit Ausstrahlung in den Unterbauch zur Harnblase hin. Im Gegensatz dazu äußert sich eine Blasenentzündung in Schmerzen über dem Schambein und schmerzhaftem Urinieren. In beiden Fällen ist der Harn meist trüb. Bei Harnblasenentzündungen besteht auch Harndrang ohne Urin.

Ursachen: In beiden Fällen Infektion durch Bakterien. Oft »steigt« eine Blasenentzündung »auf« und es entwickelt sich eine Nierenbeckenentzündung daraus.

Ärztliche Behandlung: Die Gabe von Antibiotika führt binnen weniger Tage zu Besserung.

Selbsthilfe: Die betroffene Region sollte warm gehalten werden, allgemeine Schonung (bei Nierenbeckenentzündung

Bettruhe), viel trinken. Nieren- oder Blasentees helfen bei einer Entzündung kaum.

Leber-Milz-Erkrankungen

Bauchschmerzen, die von der Leber oder Milz herrühren, sind selten. Sie treten nur dann auf, wenn die Kapsel dieser Organe irritiert ist, also gelegentlich bei Leberentzündungen. Durch einen Einriss der Milz nach oft harmlosen Unfällen können ebenfalls Schmerzen entstehen; dies ist ein seltenes (wenn auch wegen der Verblutungsgefahr bedrohliches) Ereignis.

Behandlung: Bei Milzriss sofortige Operation.

Blutgefäßbedingte Schmerzen

Ähnlich wie am Herz oder an der Lunge können auch in den Blutgefäßen der Bauchorgane Thrombosen und Embolien auftreten, also Verengungen oder Verstopfung eines Gefäßes durch einen Pfropfen. Thrombosen betreffen dabei die Venen oder Arterien der Bauchorgane, Embolien hingegen nur die Arterien. Embolien schießen meist von Blutgerinnseln im Herzen mit dem Blutstrom ein, es können aber auch arteriosklerotische Ablagerungen aus größeren Arterien in die Peripherie mitgerissen werden. Die Folge derartiger Gefäßverschlüsse ist (wie beim Herzinfarkt die Minderversorgung des Herzens) eine Minderversorgung und ein Absterben der im Gefäßversorgungsgebiet liegenden Organbereiche. Man spricht dann ebenfalls von einem Infarkt oder einer »Angina« (wie »Angina pectoris« beim Herzen).

Darmangina/Darminfarkt

Eine Darmangina, also der Zustand vor dem endgültigen Verschluss einer Arterie, bringt folgende *Symptome* mit sich: Krampfartige Schmerzen im Mittel- bis Unterbauch, die beim oder nach dem Essen auftreten bzw. nach dem Essen stärker werden (weil die Blutversorgung erhöht werden muss).
Die Schmerzen bei solchen Gefäßverengungen können plötzlich auftreten und sehr heftig sein oder sich – besonders beim Darminfarkt – langsam und über mehrere Tage entwickeln. Erst nach einigen Tagen werden die Schmerzen dann sehr stark, was auf eine dem Darminfarkt nachfolgende Bauchfellentzündung hinweist.
Betroffen sind von solchen Erkrankungen hauptsächlich ältere Menschen mit Gefäßkrankheiten anderer Natur, bestimmten Herzkrankheiten oder bei Störung der Blutgerinnung.
Zur *Behandlung* ist üblicherweise ein operatives Vorgehen notwendig. Im Frühstadium genügt es, den gefäßverstopfenden »Pfropfen« zu entfernen. Bei einem Darminfarkt muss auch das bereits abgestorbene Stück Darm herausoperiert werden. Ergänzend werden meist blutgerinnungshemmende Medikamente eingesetzt.

Bauchaortaeinriss

Auch die (seltenen) Einrisse der Bauchaorta (Aorta = Hauptschlagader) führen, besonders wenn andere Gefäße mit betroffen sind, zu starken Schmerzen im Bauchbereich. Der Schmerz strahlt dann auf den Kreuz- und Genitalbereich aus. Die Schmerzen bestehen manchmal Tage, ehe die Aorta völlig durchreißt und es zu einer akuten Verblutung kommt. Wird der Einriss durch Ultraschall oder Angiographie rechtzeitig entdeckt, kann der Patient durch eine Operation gerettet werden.

Vom Brustraum ausgehende Bauchschmerzen

Ebenso wie Erkrankungen, die im Oberbauch lokalisiert sind, oft Brust- oder Rückenschmerzen verursachen oder dorthin ausstrahlen, können auch Veränderungen an Brustorganen unter anderem Bauchschmerzen auslösen. Daher muss bei Beschwerden des Oberbauches immer auch an diese Möglichkeit gedacht werden. So können **Herzinfarkte** (vor allem Hinterwandinfarkte), aber auch **Herzbeutelentzündungen** mit heftigen Bauchschmerzen, Übelkeit, Erbrechen und sogar Durchfällen einhergehen. **Lungeninfarkte** und **Lungenentzündungen** führen, wenn sie nahe dem Zwerchfell liegen, zu Oberbauchschmerzen; und auch **Entzündungen der Speiseröhre** können in den Oberbauch projiziert werden. Ein indirekter, aber nicht immer verlässlicher Hinweis darauf, dass die Bauchschmerzen nicht in Bauchorganen ihre Ursache haben: Wenn man an der schmerzenden Stelle drückt, so verstärkt sich der Schmerz nicht.

Andere Bauchschmerzarten

Menstruationsbeschwerden

Symptome: Krampfartige, oft auch ziehende Schmerzen im Unterbauch, die bis in Oberbauch und Rücken ausstrahlen, kurz vor oder in den ersten Tagen der Regel sind für Frauen kein Grund zur Besorgnis. Sie sind ein, zwei Tage lang heftig und vergehen dann von selbst wieder. Ebenso verhält es sich mit dem so genannten Mittelschmerz, der bei manchen Frauen in der Mitte des Zyklus zum Zeitpunkt des Eisprungs auftritt.

Ursachen: Der Mittelschmerz ist durch Irritation des Bauchfells während des Eisprungs verursacht. Was die Menstruationsschmerzen kurz vor oder während der Regel (»prämenstruelles Syndrom«) betrifft, so gibt es dafür kaum je eine organische Ursache. Allerdings verändern sich weibliche Brustdrüse und Gebärmutter durch die hormonellen Veränderungen des Zyklus stark und sind oft eines der betroffenen Organe. Bei Frauen, die kurz vor dem Wechsel stehen, kann auch beginnender Mangel an Gestagen (Gelbkörperhormon) die Schmerzen verstärken.

Ärztliche Behandlung: Liegt keine organische Ursache vor, so genügt es, die Beschwerden mit einem krampflösenden Schmerzmittel zu lindern. Bei heftigen Beschwerden sollte der Gynäkologe zu Rate gezogen werden.

Selbsthilfe: Wie gegen alle krampfartigen Beschwerden wirkt auch hier die Behandlung mit Wärme. Wärmflaschen, heiße Kompressen auf dem Rücken und an der unteren Wirbelsäule, warme Auflagen auf den Bauch und warme Sitzbäder bringen Linderung. Sehr gut hilft bei Regelschmerzen die chinesische Akupressur: Drücken Sie mindestens zwei Minuten lang einen Punkt, der sich an der Schienbeininnenseite vier Fingerbreit über dem Innenknöchel des Fußes befindet. Ein weiterer Punkt liegt vier Fingerbreit unterhalb der Kniescheibe und einen Fingerbreit außen neben dem Schienbein (weitere Details zur Akupressur finden Sie in dem Buch von Prof. Dr. med. Alexander Meng und Wolfgang Exel, »Chinesisch heilen«, Kneipp-Verlag).

Eileiterschwangerschaft

Wenn Sie glauben schwanger zu sein (die Menstruation fällt aus, der Schwangerschaftstest ist positiv), und nach einigen Wochen treten die nachgenannten Beschwerden auf, könnte dies ein Hinweis auf eine Eileiterschwangerschaft sein.

Symptome: Einseitige Unterbauchschmerzen, die in den Oberbauch oder in die Schulter wandern.

Ursachen: Auf Grund von Verengungen oder Verwachsungen des Eileiters wird der Weitertransport des befruchteten Eis in Richtung Gebärmutter behindert. Als Folge davon nistet sich das Ei unterwegs im Eileiter ein und das Kind beginnt dort zu wachsen. Durch die zunehmende Spannung oder wenn gar der Eileiter reißt und Blut in den Bauchraum eintritt, kommt es zu den genannten Schmerzen und schließlich zum lebensbedrohenden Schock.

Ärztliche Behandlung: Bei bereits blutendem Gewebe muss der Eileiter sofort operativ entfernt werden. Liegt noch keine Verletzung vor, ist es dem Arzt möglich, in der Operation die Schwangerschaft zu beenden, den Eileiter dabei aber zu erhalten.

Selbsthilfe: Nicht möglich.

Nervöser Darm (Reizkolon)

Symptome: Die Bauchschmerzen sind eher unbestimmt, man kann nicht genau sagen, wo sie sitzen. Der Bauch ist gebläht und hart, fallweise gurgelt er. Winde gehen ab. Die Schmerzen sind meist begleitet von Völlegefühl und Durchfall oder Verstopfung bzw. Wechsel zwischen beiden.

Ursachen: Organe des Bauchraums, vor allem der Darm, sind bekannte Zielorgane psychosomatischer Störungen. Stress, belastende Situationen, unbewältigte Probleme können die Erscheinungen auslösen, obwohl organisch alles in Ordnung ist.

Ärztliche Behandlung: Medikamentöse Therapie ist weder sinnvoll noch notwendig. Vielmehr könnte ein Gespräch mit einem Psychologen oder eine Psychotherapie helfen.

Selbsthilfe: An erster Stelle stehen hier Entspannungstechniken, die helfen, den inneren Stress zu lösen, insgesamt ruhiger machen, sodass man auch mit Problemen leichter umgehen kann und die Angst vor belastenden Situationen verliert. (Näheres im Kapitel über Entspannungstechniken, S. 188 f.).
Auch die bereits beschriebene darmstabilisierende Yogaübung »Darmmühle« (S. 117) hat sich bewährt.
Schließlich können Tees mit Kümmel, Fenchel, Anis oder Kamille Linderung bringen.

Außer durch die genannten Störungen können Bauchschmerzen noch durch eine Reihe weiterer Ursachen entstehen, die wir hier kurz umreißen wollen:

- So können sich etwa **Hodenentzündungen** in den Bauchraum projizieren. Doch erlangt der Arzt bald Klarheit, wenn sich nämlich die Schmerzen bei der Untersuchung der Hoden und nicht bei Druck auf den Bauch verstärken.
- Weniger einfach ist die Klärung von Bauchschmerzen, die ihren Ursprung im Bereich der **Wirbelsäule** haben. Heftige Bauchschmerzen treten beispielsweise bei Infektionen oder Eiterbildung rund um Brust- und Lendenwirbel auf. Auch Bandscheibenvorfälle gehen oft mit Bauchschmerzen einher, ebenso wie Tumorabsiedelungen (Metastasen) an der Wirbelsäule.
- Nehmen die Bauchschmerzen von **Nervenerkrankungen**

ihren Ausgang, sind sie oft am stark brennenden Charakter erkennbar. Ist die Haut mit betroffen, so verstärkt sich der Schmerz bei Berührung, nicht aber auf starken Druck.

- Selbst **Stoffwechselerkrankungen** können sich in Bauchschmerzen äußern. Ist beispielsweise eine Blutzuckerkrankheit schlecht eingestellt, liegen Harnvergiftung oder seltene Erbkrankheiten vor, so können diese mit heftigen kolikartigen Bauchschmerzen einhergehen.
- Schließlich gibt es für viele Bauchschmerzen eine harmlose und simple Ursache: nämlich **Ernährungsfehler**. Aufgetriebener schmerzhafter Bauch und Abgang von Darmwinden sind meist Folge des Verzehrs blähender Speisen, zu denen neben anderen Zwiebel, Hülsenfrüchte (z. B. Bohnen), Karfiol und Kohl zählen. Auch nach einem zu reichlichen Mahl stellen sich oft die genannten Beschwerden ein. Viele Menschen reagieren außerdem mit Bauchschmerzen und Blähungen auf Kaffee oder kohlensäurehaltige Getränke.

Rheumatische Schmerzen

Rheumatische Beschwerden betreffen grundsätzlich den Bewegungs- und Stützapparat, ihre Palette reicht von einer leichten Form der Abnützung (degenerative rheumatische Erkrankungen), die nur hin und wieder Probleme verursacht, bis hin zu permanent schmerzhaften und stets unter ärztlicher Kontrolle zu behandelnden entzündlichen Formen wie der chronischen Polyarthritis. Man unterscheidet grob zwischen entzündlichen und degenerativen rheumatischen Erkrankungen. Bei der ersten Form beherrschen Entzündungsgeschehnisse das Krankheitsbild, bei letzterer ist es der Verschleiß.

Die Schmerzen können Knochen, Gelenke, Muskeln, Sehnen, Sehnenscheiden, Bänder, Schleimbeutel und Nerven betreffen. Gerade bei rheumatischen Erkrankungen ist ein Schmerzprotokoll (siehe »Schmerzfragebogen«, S. 13f.) für Diagnose und Behandlung von großer Wichtigkeit. Denn der Schmerztyp kann oft Auskunft geben, ob es sich um eine entzündliche oder degenerative Veränderung handelt, welche Bereiche befallen sind usw. Grundsätzlich charakterisiert der so genannte Ruheschmerz eher eine entzündliche Erkrankung, der Bewegungsschmerz eher eine abnützungsbedingte. So treten bei entzündlichen Wirbelsäulenprozessen die Schmerzen häufig in der Nacht auf, wodurch der Patient aus dem Bett getrieben wird. Beim Hinundhergehen lassen die Schmerzen dann nach. Im Falle der chronischen Polyarthritis kommt es zur so genannten Morgensteifigkeit: nach längerer Ruhe brauchen die Gelenke oft Stunden, bis sie ihre volle Bewegungsfähigkeit erlangen. Bewegungsschmerz tritt häufig nur in der Anfangsphase der Bewegung auf, nach einigen Schritten »gehen sich die Gelenke dann wieder ein«. Dieser »Anlaufschmerz« ist typisch für Arthrose, den durch Abnützung bedingten Knorpelschwund. Häufig ist der rheumatische Schmerz auch von anderen Veränderungen begleitet: bei Abnützungserscheinungen (Arthrosen) findet man oft knöchernharte Schwellungen in der Gelenkregion; bei entzündlichen Erkrankungen schwillt die Gelenkinnenhaut an und sondert eventuell ein entzündliches Sekret ab (Gelenkerguss). Außerdem gehen entzündliche Prozesse mit Erwärmung einher, die betroffene Stelle ist wärmer als die Umgebungshaut. Bei akuten Entzündungen kommt es zusätzlich noch zu einer Rötung.

Wirbelsäule

Der Stützapparat unseres Körpers ist einerseits sehr belastbar (immerhin trägt er ein Leben lang unser oft nicht unbeträchtliches Körpergewicht), aber andererseits reagiert er auch extrem empfindlich auf geringste »Beleidigungen«. Dazu zählen mechanische Einflüsse ebenso wie schlechte Haltung, einseitige Belastung, Übergewicht usw. »Kreuzweh« oder Rückenschmerzen sind die Folge. Art und Lokalisation der Schmerzen ist jeweils abhängig davon, welcher Bereich der Wirbelsäule wodurch »beleidigt« wurde.
Die Wirbelsäule besteht aus Knochen, den so genannten Wirbelkörpern (7 Hals-, 12 Brust-, 5 Lendenwirbel und das aus zusammengewachsenen Wirbeln bestehende Kreuzbein), sowie Wirbeln und Rippen und einer Vielzahl von kleinen Gelenken zwischen Wirbeln und Rippen sowie zwischen den ein-

zelnen Wirbeln, die für die nötige Beweglichkeit der Wirbelsäule sorgen. Die zwischen den Wirbelkörpern liegenden Bandscheiben fungieren als eine Art Pufferzone und passen sich den Bewegungen der Wirbelsäule an. Sie bestehen aus einem festen Faserring, der mit einer weichen gallertartigen Masse gefüllt ist. Kommt es an diesen Bewegungseinheiten durch Abnützung oder Entzündung zu Veränderungen, äußert sich das in Schmerzen. Vor allem die Bandscheiben (auch Zwischenwirbelscheiben genannt) unterliegen einem großen Verschleiß durch Druck und Zug.
Die Wirbelsäule ist bei allen Bewegungen, etwa beim Vorbeugen oder Hochheben von Gegenständen, beim Drehen am Stand und besonders beim Laufen, äußerst hohen Belastungen ausgesetzt, die oft ein Vielfaches des Körpergewichts betragen. Dementsprechend hoch ist der Verschleiß. Die meisten von der Wirbelsäule ausgehenden Probleme sind daher entweder durch Bandscheibenvorwölbungen oder -vorfälle bzw. durch Abnützungsveränderungen der Wirbel selbst oder der Zwischenwirbelgelenke bedingt. Zusätzlich befindet sich im Bereich der Wirbelsäule das Rückenmark, in dem alle Nervenwurzeln zusammenkommen. Es kann daher leicht passieren, dass beispielsweise durch einen Bandscheibenvorfall eine Nervenwurzel eingeklemmt wird, was besonders starke Schmerzen und auch Lähmungen zur Folge haben kann.
Wirbelsäulensyndrome können durch direkte Probleme »vor Ort« verursacht sein, durch Reizung der Nervenwurzeln, durch muskuläre Verspannungen und durch Projektion des Schmerzes von einem anderen Körperbereich.

Direkte lokale Ursachen sind etwa Wirbeleinbrüche, wie sie bei Osteoporose entstehen können, oder Folgen von Absiedlungen bösartiger Tumoren (Metastasen), die ebenfalls die Wirbel zerstören.
Andere lokale Erkrankungen sind Entzündungen, von denen

die Wirbelsäule in ihrer gesamten Länge betroffen sein kann (Bechterew'sche Krankheit, Bambusstabwirbelsäule). Oft kommt es im Zusammenhang mit einer vorausgegangenen Durchfallerkrankung (z. B. durch Salmonellen) oder Harnröhrenentzündung (z. B. durch Chlamydien) zu Entzündungen im Kreuz-Darmbein-Gelenk, die sich ebenfalls in Kreuzschmerzen äußern; besonders schlimm sind diese Schmerzen dann frühmorgens und bei Bewegung bessern sie sich. Aber auch eine direkte Absiedlung von Bakterien und Wirbelkörperentzündung (Osteomyelitis) kann auftreten.

Die **Nervenwurzel** kann durch Bandscheibenvorfälle in Mitleidenschaft gezogen werden, aber auch durch Verschleißerscheinungen der Wirbel oder durch Tumoren. Es ist dann das gesamte, von der jeweiligen Nervenwurzel versorgte Gebiet betroffen. Neben Schmerzen können bei Beteiligung der Nervenwurzel auch Empfindungsstörungen (Kribbeln, Ameisenlaufen, Taubheitsgefühl, geänderte Berührungsempfindlichkeit) auftreten sowie Schwächung der Sehnenreflexe und im Extremfall muskuläre Schwäche bis hin zu Lähmungen des betroffenen Bereichs.

Muskuläre Verspannungen entstehen zumeist durch Fehlhaltungen oder degenerative Veränderungen der Wirbelsäule. Diese Muskelverspannungen sind gut tastbar und schmerzen häufig auf Druck. Manchmal ist Druck aber auch angenehm. Die Schmerzen können krampfartig, dumpf oder brennend sein.

Projektionsschmerzen können zwar ebenfalls direkt von der Wirbelsäule ausgehen, haben aber meist Erkrankungen innerer Organe zur Ursache.

Grundsätzlich spricht man bei Schmerzen im Bereich der Wirbelsäule vom

- Halswirbelsäulensyndrom oder Zervikalsyndrom (Nacken, Schulterregion, Arm sind betroffen);

- Brustwirbelsäulensyndrom (das was man üblicherweise als »Rückenschmerzen« bezeichnet);
- Lendenwirbelsäulensyndrom (man spricht von »Kreuzschmerzen«, »Lumbago« bzw. »Hexenschuss«, wobei die Schmerzen auch ins Bein ausstrahlen können).

Zervikalsyndrom (Nackenschmerzen)

Symptome: Schmerzen, die von der Halswirbelsäule ausgehen, können den Nacken, den Hinterkopf, aber auch die Schultergegend und die Arme bis hinunter zu den Händen betreffen. Verstärkt werden sie durch bestimmte Bewegungen oder Lagen von Kopf oder Nacken. Der Schmerz ist sehr heftig, gelegentlich brennend und meist von ausgeprägter Bewegungseinschränkung begleitet.

Ursachen: Am häufigsten sind Muskelverspannungen schuld an Nackenschmerzen, denen neben falscher Haltung, vegetativen Störungen und innerer Anspannung auch Beckenschiefstand zu Grunde liegen können.
Vielfach liegt eine Arthrose (Abnützung) oder Spondylose vor, bei der es zu knöchernen Auswachsungen der Wirbel kommt, die dann die Irritationen auslösen.
Eine seltenere, aber gefährlichere Ursache sind Bandscheibenvorfälle der Halswirbelsäule. Je nach befallenem Wirbelsäulensegment treten Schmerzen oder Lähmungserscheinungen in unterschiedlichen Bereichen auf. So bestehen bei Problemen zwischen dem 5. und 6. Halswirbel Schmerzen im Nacken, in der Schultergegend, im vorderen Bereich des Oberarms und der Daumenseite des Unterarms bis hin zum Daumen selbst. Liegt das ursächliche Problem einen Zwischenwirbelraum tiefer, so strahlen die Schmerzen ins Schulterblatt, in den oberen Brustbereich und in die Achselhöhle sowie den hinteren

Oberarm und Unterarm entlang bis zum Zeige- und Mittelfinger aus. Bei all diesen Beschwerden führen Husten, Niesen und bestimmte Kopfbewegungen (vor allem Kopfbeugen) zu Schmerzverstärkung.
In seltenen Fällen können Nackenschmerzen auch von Entzündungen, Absiedelungen bösartiger Tumoren (Metastasen) oder Verletzungen (Peitschenschlagsyndrom) herrühren.

Ärztliche Behandlung: Oft verordnet der Arzt nichtsteroidale Antirheumatika und muskelentspannende Medikamente. Gute Erfolge bringt physikalische Therapie mit Wärme- oder Kältebehandlung sowie Elektro- und Ultraschalltherapie. Unterstützend wirken Massagen. Auch Injektionen mit einem Lokalanästhetikum (Infiltrationen, Neuraltherapie) haben sich als schnelle Hilfe bei akuten Beschwerden bewährt.
Gut sprechen diese Schmerzen auch auf Einreibung mit Salben an: hautreizende Salben, Salben mit dem Wirkstoff *Dimethylsulfoxid* und Salben mit nichtsteroidalen Antirheumatika. Blockierungen wird der Facharzt meist durch Manualtherapie, das heißt durch Dehnen der Nackenmuskulatur behandeln.

Selbsthilfe: Hier stehen Entspannung und Wärme im Vordergrund. So verordnet Österreichs Fitmacher Prof. Willi Dungl seinen Patienten Duschgymnastik: Zunächst 5 Minuten lang heißes Wasser auf den Nacken prasseln lassen. Dann noch unter der Dusche den Kopf locker nach vorne fallen lassen und anschließend wieder zurück in den Nacken. Nach dieser Übung drehen Sie den Kopf leicht zur Seite und machen eine leichte Verbeugung. Zum Schluss den Kopf vorsichtig wenden: sanft zwei Drehungen nach links, zwei Drehungen nach rechts. Anschließende Selbstmassage des Nackens trägt ebenfalls zur Lockerung bei: Mit beiden Händen den Nacken von hinten umfassen und mit den Handflächen nach vorne in Richtung Schulter streichen.

Schmerzlindernd wirkt Fußreflexzonenmassage: Massieren Sie die Fußsohleninnenkante, vom Zehenballen bis zur Ferse.
Unterstützend wirkt regelmäßiges Rückenschwimmen sowie die tägliche Anwendung einer Entspannungstechnik.
Ist Hochatmung die Ursache für die Verspannungen, sollte bewusst richtiges Atmen (siehe »Yoga«, S. 191ff.) trainiert werden.
Besonders wichtig ist die Änderung belastender Verhaltensweisen:

- Vermeiden Sie beim Schlafen die Bauchlage!
- Der Kopfpolster sollte weder besonders flach noch besonders dick sein und mit den unteren Enden nicht unter der Schulter liegen.
- Unterlassen Sie es, im Bett zu lesen.
- Vermeiden Sie beim Arbeiten einseitige Haltungen, die zu Verspannungen führen.
- Sitzen Sie nicht vorgebeugt am Schreibtisch oder zusammengesunken in einem weichen Fauteuil. Achten Sie auf aufrechte Haltung und ziehen Sie harte Sessel vor.
- Beim Telefonieren den Hörer nicht zwischen Ohr und Schulter einklemmen.
- Vermeiden Sie Zugluft.

Brustwirbelsäulensyndrom (Rückenschmerz)

Symptome: Wie bereits oben beschriebene krampfhafte, dumpfe oder brennende Schmerzen, jedoch im Bereich der Brustwirbelsäule. Die Schmerzen können in den Brustkorb ausstrahlen und sogar als Herzschmerzen fehlgedeutet werden.

Ursachen: Die häufigste Ursache liegt in Abnützungserscheinungen der Wirbelsäule. Dabei kommt es zu Veränderungen der Wirbelkörper und auch der Zwischenwirbelräume, die

Nerven und umliegende Weichteile irritieren und zu schmerzhafter Verkrampfung der Rückenmuskulatur führen. Diese Verkrampfungen ziehen ihrerseits wieder eine Fehlhaltung (Schonhaltung) der Wirbelsäule mit sich, was zu einseitiger Belastung, dadurch bedingter weiterer Verspannung und zum Fortbestand bzw. zur Verschlechterung der Beschwerden im Sinne eines Teufelskreises führt.
Oft ist auch innere Anspannung der Grund für Muskelverspannung.
Weiters kann der Schmerz durch Wirbelkörpereinbrüche (vor allem bei Osteoporose) bedingt sein. Es kommt dann zu plötzlich auftretenden, besonders heftigen Schmerzen an einer genau zu bestimmenden Stelle.
Wie bereits früher beschrieben, lösen gelegentlich auch Erkrankungen der inneren Organe Rückenschmerzen aus.

Ärztliche Behandlung: Wie bereits im Kapitel über das Zervikalsyndrom erwähnt, bringt auch hier Infiltrationstherapie gute Erfolge. Gut bewährt sich außerdem Akupunktur. Ergänzend werden zur Schmerzstillung oft muskelentkrampfende Medikamente, Analgetika oder nichtsteroidale Antirheumatika verordnet. Auch Salben mit nichtsteroidalen Antirheumatika, mit dem Wirkstoff *Dimethylsulfoxid,* sowie hautreizende Salben bringen Erleichterung. Zu den am häufigsten angewandten physikalischen Maßnahmen zählen Massage, Wärme- und Strombehandlung sowie Heilgymnastik.

Selbsthilfe: Bei bestehenden Schmerzen helfen Ruhe, Wärme, Entspannungsübungen sowie die bereits unter »Zervikalsyndrom« beschriebene Fußreflexzonenmassage entlang des Fußsohleninnenrands, wo sich von der großen Zehe bis zur Ferse nacheinander die Reflexzonen für Hals-, Brust- und Lendenwirbelsäule befinden. Übrigens spiegeln sich die Wirbelsäule und alle anderen Organe des Körpers nicht nur auf der Fußsohle, sondern auch im Bereich der Ohrmuscheln wider. Daher kann man bei Rückenschmerzen auch das Ohr zur Selbstbehandlung heranziehen: Tasten Sie die Ohrmuschel kräftig mit Daumen und Zeigefinger ab, bis Sie zu einem Punkt kommen, der besonders schmerzhaft ist. Den drücken Sie dann 30 Sekunden lang.

Und natürlich sollten Sie auch hier, wie bei allen Problemen im gesamten Wirbelsäulenbereich, Ihren Alltag rückenfreundlicher gestalten:

- Aufrechte Haltung beim Stehen und Sitzen.
- Beim Sitzen sollten Knie, Hüfte und Ellbogen jeweils einen rechten Winkel zueinander bilden.
- Auf fester Matratze mit nicht zu dickem Polster schlafen.
- Viel auf weichem Boden und mit weich federnden Schuhen spazieren gehen.
- Das Tragen schwerer Lasten vermeiden.
- Alle Lasten grundsätzlich auf beide Arme verteilen.
- Beim Hochheben von Gegenständen in die Hocke gehen.

Zur vorbeugenden Kräftigung der Rückenmuskulatur Rückenschwimmen, Langlaufen, schonendes Krafttraining, das neben der Rückenmuskulatur auch die Bauchmuskulatur festigt; denn eine straffe Bauchmuskulatur vermindert die Belastung des Rückgrats.

Lendenwirbelsäulensyndrom (Kreuzschmerzen)

Klassisches »Kreuzweh« gehört ebenso in diese Kategorie wie Hexenschuss, Ischias bzw. Bandscheibenprobleme, die am häufigsten im Bereich der Lendenwirbelsäule auftreten, weil sie dort der größten Belastung ausgesetzt sind.

Symptome: Probleme, die von der unteren Lendenwirbelsäule und dem Kreuzbein herrühren, strahlen als Schmerzen in

Unterschenkel und Fuß aus. Gehen die Schmerzen von der oberen Lendenwirbelsäule aus, so manifestieren sie sich in Oberschenkel und Knie.

Hexenschuss äußert sich in ganz plötzlich einsetzenden heftigen Kreuzschmerzen, die meist im Zusammenhang mit einer Bewegung (Bücken, Aufrichten etc.) auftreten. Typischerweise verstärken sich die Schmerzen beim Niesen oder Husten.

Ischialgie (benannt nach dem Ischiasnerv) äußert sich in starken Schmerzen, die von der unteren Lendenwirbelsäule über das Gesäß entlang der Außen- oder Rückseite des Oberschenkels oft bis zum Fuß hinunter ausstrahlen. Beim Heben des gestreckten Beines verstärken sich die Schmerzen, ebenso wie beim Husten, Niesen oder sogar beim Stuhlgang.

Ursachen: Meist ist eine Bandscheibenverlagerung oder ein Bandscheibenvorfall schuld an diesen Beschwerden. Die verlagerte Bandscheibe drückt auf einen aus dem Rückenmark austretenden Nerv, wodurch es nicht nur zu Schmerzen, sondern oft auch zu Gefühlsstörungen und Lähmungserscheinungen kommt.

Bei Hexenschuss ist vor allem die Muskulatur rund um die Lendenwirbelsäule stark verspannt.

Das Heben schwerer Lasten, eine abrupte Bewegung oder ein Sturz können auslösend für die Schmerzattacke sein.

Doch wie die zuvor beschriebenen Beschwerden können auch »Kreuzschmerzen« gelegentlich durch Erkrankungen innerer Organe bedingt sein, vor allem durch Dickdarmerkrankungen, Eileiter- und Gebärmutterleiden, Prostataentzündungen. Nierenentzündungen können ebenfalls Lendenschmerzen verursachen, doch bestehen in diesen Fällen meist zusätzlich Flankenschmerzen auf der betroffenen Seite, die beim untersuchenden Abklopfen stärker werden.

Ärztliche Behandlung: Hier kommen dieselben Maßnahmen

zur Anwendung, wie sie bereits für Probleme der Hals- und Brustwirbelsäule beschrieben wurden: Wärme, Strom, Massagen, Infiltrationen, Akupunktur, Salben und entzündungshemmende bzw. antirheumatische oder muskelentspannende Schmerzmittel. In seltenen Fällen muss die Bandscheibe operativ entfernt werden.

Selbsthilfe: Bettruhe, feuchte Wärme (Wickel), Bäder und Entspannungsübungen, bis der schlimmste Schmerz vorbei ist. Wer von Ischiasschmerzen geplagt ist, findet in folgender Lage Erleichterung: Hinlegen, mit flachem Polster unter dem Kopf. Die Beine ruhen angewinkelt auf einem hohen Berg von Polstern oder einem Schemel, sodass die Gelenke in Hüfte und Knie etwa rechtwinkelig gebeugt sind. Diese Stellung darf aber nicht regelmäßig eingenommen werden, da sie zum »Einfrieren« der Kniegelenke in einer Beugestellung und damit zu massiven Gehproblemen führen kann (Kontraktur).
Eine Übung, um die verspannte Muskulatur um den Ischiasnerv zu lockern: Stützen Sie sich mit beiden Händen zwischen zwei Tischen ab und lassen Sie die Beine baumeln.
Auch der Druck auf folgende Akupressurpunkte bringt Erleichterung:

- B60, zwischen Außenfußknöchel und Achillessehne;
- B50, in der Mitte der Gesäßquerfalte.

Weitere Details zu den Akupressurpunkten finden Sie in dem Buch von Prof. Dr. med. Alexander Meng und Wolfgang Exel, »Chinesisch heilen«, Kneipp-Verlag.
Im Übrigen gelten auch für diesen Wirbelsäulenbereich zur Problemvorbeugung alle bereits genannten rückenschonenden Maßnahmen.

Gelenke

Schmerzen in den Gelenken rühren hauptsächlich von zwei Ursachen her: Verschleiß des Gelenks (Arthrose) oder Entzündung (Arthritis). In beiden Fällen sind die Schmerzen am Ort des Geschehens lokalisiert, doch ist die Schmerzart unterschiedlich. Bei der Arthrose treten Schmerzen vor allem bei Bewegung und Belastung auf (in erster Linie zu Beginn als »Anlaufschmerz«), während Arthritis auch starke Ruheschmerzen verursacht. Die Gelenke können bei Arthrose zwar dick werden, doch sind sie selten so geschwollen, wie dies bei der Arthritis als Folge einer Entzündung der Gelenkinnenhaut oder eines Gelenkergusses vorkommt.

Hüftgelenkarthrose

Symptome: Häufig beginnt die Arthrose mit Morgensteifheit und Anlaufbeschwerden. Später kommt es zu Bewegungsschmerzen, die jedoch vor allem in der Anlaufphase auftreten, dann langsam nachlassen und nach längerer Belastung wieder kommen. Besonders schmerzhaft ist das Gehen in unebenem Gelände oder das Treppensteigen.

Ursachen: Arthrose ist an sich ein Verschleißvorgang, der nicht notwendigerweise von Schmerzen begleitet sein muss. Gefördert wird die Arthrose durch eine angeborene Hüftdysplasie (mangelnde Ausbildung der Gelenkspfanne), durch Verletzungen im Bereich des Hüftgelenks sowie durch einen Beckenschiefstand. Besonders anfällig für Hüftarthrosen sind übrigens Hausfrauen, Bauern und Bergleute.

Ärztliche Behandlung: Gegen die Schmerzen helfen Schmerzmittel wie *Paracetamol* und *Tramadol* oder Antirheumatika. Ein Knorpelaufbau ist derzeit nicht möglich, doch können auch Substanzen der Knorpelgrundsubstanz (z. B. Chrondroitinsulfat) aus noch unbekannten Gründen schmerzlindernd wirken. Physikalische Therapie, insbesondere Heilgymnastik, Muskelkräftigung und Vermeidung belastender Bewegungen durch ergotherapeutische Schulung (richtig sitzen, gehen, tragen usw.) sind weitere wesentliche Maßnahmen. Schließlich gibt es die Möglichkeit einer Operation, bei der ein künstliches Hüftgelenk eingesetzt wird.

Selbsthilfe: »Bewegung ja, Belastung nein« sollte die Devise für alle Betroffenen lauten. Radfahren oder Schwimmen sind empfehlenswerte Sportarten. Langes Stehen oder Laufen, vor allem auf hartem oder unebenem Untergrund, ist hingegen zu meiden.
Übergewicht sollte abgebaut werden, um das Gelenk nicht zusätzlich zu belasten. Ein Spazierstock, der auf der Gegenseite des Schmerzes verwendet wird, bringt ebenfalls Erleichterung.

Knieschmerzen

Symptome/Ursachen: Treten die Schmerzen nach einer bestimmten Bewegung auf, ist das Kniegelenk manchmal verklemmt oder haben Sie das Gefühl, dass sich im Gelenk etwas hin- und herbewegt, so könnte es sich um eine Meniskusverletzung handeln. Vor allem dann, wenn das Kniegelenk durch Beruf oder Sport über lange Zeit stark belastet wurde. Die Schmerzen treten beim Strecken des Knies auf, bei Druck auf das Knie und wenn man den abgewinkelten Unterschenkel dreht.

Spüren Sie den Schmerz vor allem beim Kniebeugen oder unterhalb und außerhalb des Kniegelenks, so könnte eine Blockierung vorliegen.
Wenn der Schmerz auf der Innenseite des Oberschenkels oberhalb des Kniegelenks sitzt und von Hüftschmerzen begleitet ist, so dürfte er seinen Ursprung im Hüftgelenk haben und lediglich ins Knie ausstrahlen.
Kommt zum Schmerz eine Schwellung des Kniegelenks hinzu, so könnte ein Kniegelenkerguss dahinter stecken.
Wenn der Schmerz auch in Ruhe auftritt, so ist an eine entzündliche Reizung der Kniegelenkskapsel zu denken.
Entspricht der Schmerz dem Rhythmus der Arthrose (Anlaufschmerz, der bei längerem Gehen wieder nachlässt), so dürfte wohl Abnützung dahinter stecken. Oft ist aber auch eine Gelenkentzündung (chronische Polyarthritis, reaktive Arthritis) Ursache von Kniegelenkschmerzen und Schwellungen.

Ärztliche Behandlung: Ein eingeklemmter oder gerissener Meniskus muss operiert werden.
Liegt eine Blockierung vor (Beugeschmerz), so kann der Chiropraktiker diese Blockierung lösen.
Beim Kniegelenkerguss ist die Anwendung von nichtsteroidalen Antirheumatika sinnvoll, die einerseits Entzündungen hemmen, Schwellungen verringern und andererseits die Schmerzen bekämpfen. Sie können als Tabletten, Zäpfchen, Spritzen oder Salben angewendet werden. Der Erguss selbst kann überdies abpunktiert und dabei entzündungshemmende Substanzen in das Kniegelenk eingebracht werden.
Entzündungen werden im Akutzustand mit Kälte behandelt. Medikamentös können arthritische Veränderungen und Schmerzen mit nichtsteroidalen Antirheumatika oder auch lokal mit Kortison behandelt werden. Eine entzündliche Kniegelenkschwellung kann eine Reihe von Ursachen haben, die mit den entsprechenden Medikamenten zu bekämpfen sind.

Eine Rötung des Knies deutet auf eine akute Problematik wie Gicht oder Infektion hin und sollte rasch geklärt werden.
Bei Kniegelenksarthrosen werden physikalische Maßnahmen eingesetzt: Heilgymnastik, Muskelkräftigung, Wärme, Strom, Infrarotlicht, Ultraschall, Iontophorese. Nichtsteroidale Antirheumatika als Tabletten oder Salbe lindern die Schmerzen. Helfen die genannten Maßnahmen nicht und werden die Schmerzen unerträglich, so besteht die Möglichkeit einer Operation: Das Kniegelenk kann durch ein künstliches Gelenk ersetzt werden.

Selbsthilfe: Regelmäßige Bewegung, ohne das Gelenk zu belasten. Schwimmen und Radfahren sind geeignete Sportarten. Tragen Sie Schuhe mit weichen Sohlen und meiden Sie nach Möglichkeit langes Gehen auf hartem Untergrund. Gewichtsreduktion ist von großer Bedeutung, da die Kniegelenke bei Übergewicht besonders strapaziert werden.

Schulterschmerzen

Schmerzen im Schulterbereich sind ein vielschichtiges und vieldeutiges Geschehen, dem von Muskelverspannung über Arthrose bis zum Herzinfarkt die unterschiedlichsten Ursachen zu Grunde liegen können.

Symptome/Ursachen: Als hauptsächliche Störung im eigentlichen Schultergelenk ist die echte **Schultersteife** anzusehen. Der Schmerz hat einen unverkennbaren Verlauf: In der Anfangsphase nehmen Schmerz (sehr heftig!) und Bewegungsminderung rasch zu. Später bleiben die Schmerzen stabil, aber die Beweglichkeit nimmt ab (»Frozen Shoulder«). Schließlich kann der Schmerz von selbst wieder verschwinden. Ursache der »steifen Schulter« ist ein unspezifisch-entzündliches Reiz-

geschehen in der Schultergelenkkapsel oder den umliegenden Sehnen (meist bedingt durch Kalkkristallablagerungen).
Bestehen Schulterschmerzen über einen längeren Zeitraum hinweg (oft begleitet von Kopfschmerzen) und strahlen sie in den Arm oder bis in den Rücken aus, so ist an seelische bzw. muskuläre Anspannung als Ursache zu denken.
Schmerzen an der Schulter, die mit Schmerzen und Schwellungen in anderen Gelenken einhergehen, deuten auf eine zu Grunde liegende **entzündliche rheumatische Erkrankung** hin.
Starke Schmerzen in der linken Schulter und im linken Arm, die vom Brustkorb ausstrahlen und von Beklemmung und Angst begleitet sind, könnten Anzeichen für einen **Herzinfarkt** sein.
Auch eine **Eileiterschwangerschaft** (S. 126) kann sich neben den Bauchschmerzen und anderen Symptomen zusätzlich in Schulterschmerzen zeigen.
Sehr häufig ziehen Blockierungen von Wirbelbogengelenken in der Halswirbelsäule ebenfalls Schulterschmerzen nach sich.
Schließlich können Schulterschmerzen auf der rechten Seite als Fernsymptom eine **Gallenblasenstörung** anzeigen, auf der linken Seite eine **Bauchspeicheldrüsenstörung**.

Ärztliche Behandlung: Sind Schulterschmerzen als Fernsymptom Ausdruck einer anderen Erkrankung, so muss natürlich diese behandelt werden.
Sind Anspannungen die Ursache oder handelt es sich um eine »steife Schulter«, so werden hauptsächlich physikalische Behandlungsmethoden eingesetzt: manualtherapeutische Lösung von Blockierungen, im Akutzustand Kältetherapie, später Wärme- und Stromanwendungen, auch in Form von Ultraschall oder Kurzwelle. Die Maßnahmen werden vor allem anfangs meist durch Akupunktur und medikamentöse Schmerzhemmung unterstützt.

Selbsthilfe: In erster Linie muss das schmerzende Gelenk

geschont werden. Neben Ruhe zählen auch die erwähnten Kälte- bzw. Wärmebehandlungen, die man zum Teil zu Hause durchführen kann, zu den effizientesten Selbsthilfemaßnahmen. Entspannungsübungen unterstützen die Genesung. Besonders wesentlich ist Heilgymnastik.
Akupressurpunkte, deren Druckmassage Schmerzlinderung im Schulterbereich verschafft, sind:

- D14: An der Außenseite des Oberarmes, am Rande des Deltamuskels;
- D15: An der Schnittstelle zwischen Schulter und Oberarm, und zwar an der Außenseite.
- LU1: Zwei Fingerbreit unterhalb des seitlichen Schlüsselbeinendes.

Weitere Details zu den Akupressurpunkten finden Sie in dem Buch von Prof. Dr. med. Alexander Meng und Wolfgang Exel, »Chinesisch heilen«, Kneipp-Verlag.

Gicht

Symptome: Ein Gichtanfall beginnt meist mit unerträglichen Schmerzen an der großen Zehe oder im Knie. Das Gelenk schwillt außerdem an und wird rot. Manchmal sind die Schmerzen von Fieber begleitet.

Ursachen: Die Nieren scheiden die im Körper gebildete Harnsäure nur ungenügend aus bzw. mit der Nahrung wird zu viel Purin zugeführt, aus dem dann die Harnsäure als Abbauprodukt entsteht. Der Harnsäurespiegel im Blut steigt an, die Harnsäurekristalle lagern sich in Gelenken, aber auch an Weichteilen und manchen Organen ab. Ein Gichtanfall ist die Folge. So genannte Gichtknoten entstehen, wenn der Organismus versucht die Harnsäurekristalle einzukapseln.

Ärztliche Behandlung: Der Arzt kann Medikamente verordnen, die die Bildung von Harnsäure einbremsen (*Allopurinol*) oder die Ausscheidung von Harnsäure fördern (*Benzbromaron*).

Selbsthilfe: Im Akutfall helfen kalte Umschläge oder Eispackungen, den Schmerz zu lindern. Auf lange Sicht sollten Gichtpatienten ihre Ernährung umstellen: Gewichtsabnahme senkt den Harnsäurespiegel nachweislich; verzichten sollte man außerdem auf purinreiche Nahrungsmittel wie Innereien, fette Fleisch- und Wurstwaren, fette Fische, Fleischextrakte (Suppen), Hülsenfrüchte, Spinat und Spargel. Als Getränk ist Mineralwasser mit geringem Mineralstoffgehalt zu bevorzugen.

Arthritis, Chronische Polyarthritis (Rheumatoide Arthritis)

Bei Arthritis ist ein Gelenk von entzündlichen rheumatischen Veränderungen betroffen, bei Polyarthritis sind mehrere Gelenke befallen, vor allem Finger- und Handgelenke.

Symptome: Bei der chronischen Polyarthritis schmerzen die betroffenen Gelenke, oft die beiden einander entsprechenden Gelenke der linken und rechten Körperhälfte gleichzeitig. Sie sind geschwollen. Unter der Haut und in der Nähe von Ellenbogen und und Fingergelenken finden sich manchmal tastbare Knoten (»Rheumaknoten«). Die Schmerzen treten vor allem morgens nach dem Aufstehen auf. Auch sind die Finger in der Früh oft für längere Zeit (Stunden) steif. Die Beschwerden können auch von Fieber und Abgeschlagenheit begleitet sein.

Ursachen: Es handelt sich um eine entzündliche Veränderung der Gelenke, bei der das Abwehrsystem gegen die körpereigenen Strukturen im Gelenk arbeitet (»Autoaggression«). Die entzündete Gelenkinnenhaut verdickt sich und sondert zu viel

Gelenkflüssigkeit ab, wodurch das Gelenk anschwillt und schmerzt. In der Folge »frisst« die Gelenkinnenhaut den Knorpel und zerstört ihn und den darunter liegenden Knochen. Zusätzlich werden auch die Sehnen angegriffen. Im Endstadium sind die Gelenke nicht nur verformt, sondern weitgehend gebrauchsunfähig.

Ärztliche Behandlung: Wichtigste Maßnahme ist die Einleitung einer Therapie mit so genannten Basistherapeutika, die auf das Immunsystem wirken und den Krankheitsverlauf bremsen. Eine medikamentöse Langzeitbehandlung ist unumgänglich. Zusätzlich verwendete Medikamente sind nichtsteroidale Antirheumatika, Kortison und schmerzstillende Mittel. Daneben auch physikalische Therapie (Kälte, wenn die Entzündung akut ist), Elektrotherapie, Ergotherapie und Heilgymnastik. Mittels Operation kann in schwer betroffenen Gelenken eine Prothese eingesetzt, die entzündete Gelenkinnenhaut entfernt oder gerissene Sehnen genäht werden.

Selbsthilfe: Versuchen Sie trotz der Erkrankung regelmäßig etwas Bewegung zu machen, um die Muskelkraft zu erhalten. Vermeiden Sie körperlichen und psychischen Stress. Entspannungstechniken helfen mit der Krankheit und dem Schmerz besser umzugehen. Achten Sie auf ausgewogene Ernährung und ausgeglichene Lebensweise.

Weichteile

Sehr oft gehen Schmerzen am Bewegungsapparat nicht von Knochen, Muskeln oder Gelenken selbst aus, sondern von den so genannten Weichteilen, jenem Gewebe, das außerhalb des

Skeletts liegt. Man spricht dann vom Weichteilrheumatismus. In diese Kategorie fallen unter anderem der Tennisarm, das Karpaltunnelsyndrom, Achillessehnenbeschwerden oder der entzündliche Muskelrheumatismus.

Tennisarm

Symptome: Schmerz an der Außenseite der Ellbogenregion, der in den Unterarm ausstrahlt; kann akut auftreten oder langsam beginnen. Auch tut es weh, wenn man die Hand zur Faust ballt.

Ursachen: Überlastung, einseitige Beanspruchung des Arms, etwa bei Kassiererinnen im Supermarkt, beim Stricken, durch falsche Griffstärke oder Schlagtechnik beim Tennisspielen.

Ärztliche Behandlung: Kältebehandlung im Akutstadium, später dann Wärmebehandlung, Massagen, Infiltrationen (das Injizieren eines Lokalanästhetikums in die schmerzende Stelle). Auch muskelentspannende Medikamente und einfache Schmerzmittel bringen im Akutstadium Linderung. Bewährt hat sich in der Behandlung des Tennisarms vor allem auch die Akupunktur.

Selbsthilfe: Den schmerzenden Körperteil unbedingt ruhig stellen. Lockerungs- und Entspannungsübungen unterstützen die ärztliche Behandlung. Sie können die Sehnen entlasten, indem Sie eine Bandage vom Handgelenk bis zum Ellbogen anlegen.

Karpaltunnelsyndrom

Symptome: Besonders nachts schmerzt die Handflächenseite der Handgelenkregion. Die Schmerzen und zusätzliches Kribbelgefühl und Gefühllosigkeit betreffen den Daumen, Zeige-, Mittel- und zum Teil Ringfinger. Die Schmerzen können gelegentlich in den Unterarm ausstrahlen.

Ursachen: Wenn durch eine chronische Entzündung in den Weichteilen um das Handgelenk der Medianusnerv eingeengt wird, kommt es zu den beschriebenen Schmerzen.

Ärztliche Behandlung: Oft hilft das einmalige Einspritzen von Kortison. Zusätzlich physikalische Therapiemaßnahmen. Bleibt dies erfolglos, so kann eine Operation helfen. Dabei wird das quer über das Handgelenk verlaufende Band durchtrennt und das darunter liegende Gewebe entfernt. Es kann dann nicht mehr auf den Nerv drücken.

Selbsthilfe: Nicht möglich.

Entzündlicher Muskelrheumatismus

Weichteilschmerzen können auch von entzündlichen Muskelerkrankungen herrühren. Eine häufige Ursache solcher Schmerzen ist bei älteren Patienten der entzündliche Muskelrheumatismus *(Polymyalgia rheumatica).*

Symptome: Im Vordergrund stehen Schmerzen des Schultergürtels, der Oberarme, des Beckengürtels und der Oberschenkel. Die Schmerzen sind oft so heftig, dass die Arme nicht in die Höhe gehoben werden können. Gelegentlich treten begleitend auch Gelenkentzündungen oder Gefäßentzündungen (vor allem im Schläfenbereich) auf. Mattigkeit, Müdigkeit und leichtes Fieber sind weitere typische Anzeichen. Bei den Laborbefunden fällt immer eine besonders hohe »Blutsenkung« auf.

Ursachen: Die Ursache dieser Krankheit ist unbekannt.

Ärztliche Behandlung: Fast immer ist die Gabe von Kortison erforderlich.

Selbsthilfe: Nicht möglich.

Sehnenschmerzen

Symptome: Die Schmerzen treten im betroffenen Bereich (z. B. Handgelenk, Unterarm, Achillessehne) bei Bewegung und Belastung auf. Ist die Achillessehne entzündet, wird das Gehen zur Tortur, bei Entzündung der Unterarmsehnen ist es oft nicht mehr möglich, Gegenstände festzuhalten.

Ursachen: Zu starke Belastung der Sehnen. Das Innere der Sehnenscheiden raut sich auf und mangels Schmierung schmerzt daher jede Bewegung. Schließlich kann sich das Innere der Sehnenscheide entzünden, was die Schmerzen noch verstärkt. Gelegentlich steckt hinter Sehnenansatzschmerzen auch die Ablagerung von kleinen Kalkkristallen, die eine Reizung und Entzündung auslösen (siehe »Schulterschmerzen«, S. 143 f.). Schmerzen in der Achillessehne können auch von deren Verkürzung herrühren (beispielsweise durch das häufige Tragen von hochhackigen Schuhen).

Ärztliche Behandlung: In erster Linie wird das betroffene Gebiet durch einen Verband ruhig gestellt. Schmerzlindernd wirken physikalische Maßnahmen wie Ultraschall, Galvanisation etc. Auch eine Lidocain-Injektion hilft. In seltenen Fällen ist die Gabe von Kortison notwendig. Ebenfalls gute Erfolge bringt die Akupunktur.

Selbsthilfe: Kältebehandlung lindert momentane Schmerzen. Ansonsten ist es wichtig, dem schmerzenden Bereich Ruhe zu gönnen. Bei Achillessehnenschmerzen Entlastung der Achillessehne durch leichte Erhöhung des Schuhs im Fersenbereich (Fersenkeil). Zu flache Schuhe, aber auch hohe Stöckel belasten.

Psychosomatische Schmerzzustände

Sehr oft steckt hinter Weichteilschmerzen nicht eine organische, sondern eine seelische Ursache. Weichteile sind häufig Zielorgan psychischer Veränderungen. Man spricht auch nicht grundlos von »Angespanntsein«, das diese Situation verdeutlicht. Seelische Anspannung führt zu körperlicher Anspannung und in der Folge oft zu Schmerzen. Viele Weichteilbeschwerden zählen daher zu den psychosomatischen Erkrankungen. Um zum Schluss zu kommen, dass es sich um eine psychosomatische Erkrankung handelt, müssen vorher jedoch durch ärztliche Untersuchung organische Ursachen ausgeschlossen werden. Allerdings können nach heutigem Wissensstand ausschließlich nichtentzündliche rheumatische Erkrankungen psychosomatischen Ursprungs sein. Entzündliche Rheumaleiden wie die chronische Polyarthritis wirken sich zwar auf die Psyche aus und es können gelegentlich Krankheitsschübe durch psychische Probleme ausgelöst werden, doch handelt es sich dabei nicht um psychosomatische Krankheiten.

Knochen

Knochenschwund (Osteoporose)

Symptome: Ein erstes Symptom einer Osteoporose kann ein Speichenbruch nach einem Sturz darstellen. Oft beginnt aber die Osteoporose mit relativ leichten Rückenschmerzen, die im

Lauf der Jahre stark bis unerträglich werden können. Es verändert sich die Figur, der Rücken beugt sich mehr und mehr (»Witwenbuckel«). Beim geringsten Anlass kommt es zu Knochenbrüchen, als Spätsymptom etwa der Oberschenkelhalsbruch betagter Menschen nach einem Sturz auf die Hüfte.

Ursachen: Rund um das 40. Lebensjahr beginnt bei jedem Menschen der altersbedingte Abbau von Knochenmasse, die aus Mineralien (in erster Linie Kalzium) besteht. Sind die Knochen dann eines Tages nicht mehr kräftig genug, um das Körpergewicht bei Belastung zu tragen, so treten die oben genannten Beschwerden auf. Verstärkt wird der Knochenmasseabbau bei Frauen, wenn in den Wechseljahren die Östrogenproduktion aussetzt. Denn dieses Geschlechtshormon ist zum Teil für den Mineralhaushalt in den Knochen verantwortlich.
Ebenfalls begünstigt wird Osteoporose durch hochdosierte Langzeiteinnahme von Kortison, durch starken Alkoholkonsum und durch unzureichende Kalziumaufnahme durch den Organismus.
Die Auswirkungen des Knochenmasseabbaus hängen außerdem vom »Basisguthaben« ab, das jeder Mensch in seinen Knochen lagert: Wer schon in der Jugend reichlich mit Kalzium versorgt wurde und durch Sport die Muskel- und damit auch Knochenkraft regelmäßig gestärkt hat, wird den Abbau weniger zu spüren bekommen.

Ärztliche Behandlung: Die wirksamste Vorbeugung und Behandlung von medizinischer Seite ist der Hormonersatz in den Wechseljahren. Die Gabe von Kalzium und Vitamin D ist ebenfalls wichtig. Osteoporose kann heute mit knochenabbauhemmenden Medikamenten (*Bisphosphonate* und *Calcitonin*) gut beeinflusst werden. Calcitonin-Spritzen nützen nur bedingt. Wichtig ist aber besonders die eigene Vorbeugung und ab dem 40. Lebensjahr regelmäßige Kontrolle der Knochendichte.

Selbsthilfe: Ausreichende Zufuhr von Kalzium (ab 40 etwa 1000 mg pro Tag) kann in Kombination mit anderen Maßnahmen Osteoporose vorbeugen; das Gleiche gilt für Vitamin D. Durch gezieltes Krafttraining gegen Widerstand (an Maschinen oder mit Hanteln) kann Knochenmasseabbau nicht nur vorgebeugt, sondern nachweislich auch gebremst werden, wie eine Wiener Studie an Osteoporose-Patientinnen zwischen 60 und 70 Jahren beweist. Bestehen bereits Beschwerden, sollte das Training jedoch nur unter ärztlicher oder physiotherapeutischer Kontrolle durchgeführt werden, um Verletzungsgefahr auszuschalten.

Osteomyelitis (Knochenmarkentzündung)

Symptome: Anfangs Druckschmerz und Rötung an der betroffenen Stelle, begleitet von hohem Fieber und Schüttelfrost.

Ursachen: Durch Furunkel, Angina, eitrige Mandelentzündung, Lungen- oder Darmentzündungen können bakterielle Erreger über das Blut zu den Knochen gelangen und dort eine Entzündung hervorrufen.

Ärztliche Behandlung: Die Entzündung wird mit Antibiotika und Ruhigstellung des betreffenden Körperteils bekämpft.

Selbsthilfe: Nicht möglich.

Rheuma und Ernährung

Immer wieder taucht unter Rheumatikern die Frage auf, ob sie ihr Leiden durch eine bestimmte »Rheumadiät« beeinflussen können. Die Antwort ist »Jein«. Wie bereits erwähnt, kann beispielsweise die Gicht durch purinarme Ernährung so gut wie ausgeschaltet werden. In anderen Fällen spielt die Ernährung nur eine unterstützende Rolle. So sollte bei allen rheumatischen Erkrankungen bestehendes Übergewicht abgebaut werden, da die ständige Überbelastung durch Übergewicht zur schnelleren Zerstörung des Knorpels infolge Abnützung beiträgt.

Darüber hinaus ist die Zufuhr von Vitamin D (z.B. in Hering, Lachs, Heilbutt, Steinpilzen) und von Kalzium (in Milch und Milchprodukten, insbesondere Hartkäse) für die Stabilität der Knochen enorm wichtig. Andererseits fördern gesättigte Fettsäuren in tierischen Fetten Entzündungsprozesse, während hoch ungesättigte Fettsäuren (in Distelöl, in Fischöl) Entzündungen bremsen. Wer zu entzündlichen rheumatischen Erkrankungen neigt, sollte daher Kalzium eher in Form von Tabletten oder Ähnlichem zu sich nehmen, und nicht als Milchprodukte.

Es gibt also keine einheitliche Rheumadiät, doch kann grundsätzlich empfohlen werden:

- keine Innereien;
- eher Fisch und Geflügel als Fleisch;
- Lebensmittel mit gesättigten Fettsäuren durch solche mit ungesättigten Fettsäuren ersetzen;
- Übergewicht abbauen;
- ausreichend Ballaststoffe und Kohlenhydrate essen;
- bei Neigung zu Gicht purinreiche Gemüse (Hülsenfrüchte, Spinat, Spargel) durch andere Sorten ersetzen.

Sport und Schmerzen

Zweifellos ist sportliche Betätigung wichtig und gesund für Körper und Seele. Wer sich jedoch unvorbereitet und wahllos in eine Sportart stürzt, die ihm vielleicht gar nicht liegt oder wer sich selbst überschätzt, der bekommt schließlich die Rechnung präsentiert: in Form von Schmerzen, Verletzungen, manchmal sogar dauerhaften Schädigungen. Gerade hier ist Schmerz also ein wichtiges Warnsignal, das uns zeigt, dass wir etwas falsch machen.

Muskelkater

Symptome: Nach ungewohnter oder übertriebener sportlicher Tätigkeit spürt man einige Tage lang krampfartige oder ziehende Schmerzen in den beanspruchten Muskeln. Meist ist die Bewegungsfähigkeit etwas eingeschränkt.

Ursachen: Zweifellos ist Überlastung der Muskeln die Ursache. Einerseits kommt es durch diese Überbeanspruchung zu feinen Rissen in den Muskelfasern, aus denen jeder Muskel besteht. Andererseits sammelt sich im Gewebe Milchsäure, wenn die Muskelfasern nicht ausreichend mit Energie versorgt werden. Diese Säure verursacht schließlich den Schmerz.

Anfällig für Muskelkater sind vor allem jene Menschen, die nur selten Sport betreiben.

Ärztliche Behandlung: Nicht erforderlich.

Selbsthilfe: Wichtig ist, die Muskeln weiterhin wohldosiert (!) zu bewegen, jedoch nicht abrupt und schnell, und keinesfalls zu überlasten. Lockeres Laufen oder ein paar Bewegungsübungen unter der warmen Dusche helfen beispielsweise, den »Kater« loszuwerden. Auch ein warmes Wannenbad (37 Grad Wassertemperatur) entspannt die Muskulatur. Hilfreich sowohl in der Behandlung als auch in der Vorbeugung sind Wechselbäder oder Wechselduschen: 3 Minuten warm, 20 Sekunden kalt, mehrmals wiederholen, das Ganze mit ein paar Lockerungsübungen abschließen. Auf diese Weise wird der Muskel besser durchblutet und in der Folge auch besser ernährt.
Durchblutungsfördernde Salben üben eine ähnliche Wirkung aus.
Die beste Vorbeugung gegen Muskelkater ist allerdings regelmäßige körperliche Aktivität!

Verletzungen

Prellungen und Quetschungen

Symptome: Leichter Schmerz im Moment der Verletzung, auch später schmerzt die Stelle noch bei Druck oder Berührung. Sichtbares Zeichen einer Prellung oder Quetschung ist meist ein blauer Fleck.

Ursachen: Ein Schlag, ein Stoß oder besonders starker Druck.

Ärztliche Behandlung: Ist nur bei sehr starker Prellung, vor allem am Kopf, erforderlich. Dann muss abgeklärt werden, ob nicht eine Gehirnerschütterung die Folge ist. In allen anderen Fällen genügen Selbsthilfemaßnahmen. Gelegentlich muss ein Schmerzmittel verordnet werden wie *Paracetamol, Acetylsalizylsäure* oder die neuen COX-2-Hemmer.

Selbsthilfe: Als Sofortmaßnahme Eis, kaltes Wasser, kalte Salzkompressen oder Alkohol auf die verletzte Stelle bringen. Mit so einer Kältebehandlung halten Sie den Bluterguss in Grenzen, sodass dieser den Heilungsprozess nicht beeinträchtigen kann. Die Anwendung sollte 20 bis 30 Minuten dauern. Danach den betroffenen Körperteil ruhig und nach Möglichkeit hoch lagern.
Einige Stunden später empfiehlt es sich, kühle Arnikaumschläge zu machen (ein Teil Arnikatinktur, zwei Teile Wasser).

Zerrungen

Werden Muskelfasern, Sehnen oder Bänder stark überdehnt, spricht man von einer Zerrung. Manchmal reißen Sehnen oder Bänder (seltener Muskeln) auch durch. Der Unterschied zwischen Zerrung und Einriss ist nicht immer leicht festzustellen.

Symptome: Bei einer Muskelzerrung tritt punktartiger, stechender Schmerz auf, vor allem bei Druck auf die entsprechende Stelle. Reißt der ganze Muskel durch, was äußerst selten vorkommt, entsteht an der verletzten Stelle eine Einbuchtung.
Eine Sehnen- oder Bänderzerrung zeigt sich durch Schmerzen beim Beugen oder Strecken eines Gelenks. Bei Sehnen- oder Bänderriss tritt plötzlicher starker Schmerz auf, der dazugehörige Muskel lässt sich nicht mehr bewegen. Auch hier

zeigt sich unmittelbar nach dem Riss am Verletzungsort eine Delle, die nach einiger Zeit allerdings wieder verschwindet. Ein weiteres Unterscheidungsmerkmal zwischen Zerrung und Riss ist in vielen Fällen ein Brennen bei der Verletzung.

Ursachen: In allen genannten Fällen ist Überbeanspruchung oder ein Stoß Auslöser für die Verletzung. Ist das Gewebe durch mangelnde Bewegung, Nässe oder Außenkälte nicht »warm« genug, so kann auch eine an sich normale Belastung bereits zur Zerrung führen. Deshalb ist bei jeder Sportausübung das »Aufwärmen« so wichtig.

Ärztliche Behandlung: Bei Muskelzerrungen kommen in erster Linie physikalische Maßnahmen zum Einsatz. Auch wird vom Arzt ein Entlastungsverband angelegt. Ein größerer Muskeleinriss muss genäht werden.
Sind Sehnen oder Bänder gezerrt, werden die betreffenden Gliedmaßen ebenfalls mit einem Entlastungsverband oder einem Gipsverband ruhig gestellt. Nach einer gewissen Schonungszeit wird der Arzt Heilgymnastik verordnen. Falls eine Beuge- oder Strecksehne gerissen ist, muss operiert werden.

Selbsthilfe: Verletzten Körperteil hochlagern und die betreffende Stelle mit Kälte behandeln. Wenn man sicher ist, dass es sich nur um eine Zerrung handelt, kann man nach 24 Stunden zu Wärmebehandlung übergehen.

Knochenbrüche

Symptome: Schmerzen im Bereich des Bruchs. Die Stelle ist geschwollen und der gebrochene Körperteil befindet sich in anderer Position als sonst. Bei einfachen Brüchen der Hand und des Fußes sind die Schmerzen relativ leicht. Unterarm-, Oberarm- und Unterschenkelbrüche verursachen mittelgradige bis starke Schmerzzustände. Frakturen großer Röhrenknochen wie z. B. am Oberschenkel rufen sehr starke Schmerzen hervor.

Ursachen: Sturz, Schlag oder Stoß. Wie leicht Knochen brechen, hängt von ihrer Festigkeit, also von der Knochenmasse ab. Leidet jemand an Osteoporose, so ist die Knochenmasse stark verringert und es kann bereits bei geringsten Anlässen zu einem Knochenbruch kommen.

Ärztliche Behandlung: Der Arzt wird, wo nötig, zunächst die Knochen durch »Einrenken« wieder in ihre ursprüngliche Position bringen, sodass die Bruchstücke Kontakt zueinander haben und zusammenwachsen können. Dann wird der Bereich ruhig gestellt, was üblicherweise durch einen Gipsverband geschieht. Manchmal ist es notwendig, die Bruchstücke durch Nägel, Schrauben, Drähte etc. miteinander zu verbinden.
Welches Schmerzmittel verordnet wird, hängt von der Art des Bruchs und damit von der Schmerzintensität ab. Bei leichteren Schmerzen genügt ein so genanntes peripher wirksames Mittel wie *Paracetamol* oder Antirheumatika und COX-2-spezifische Hemmer (s. S. 26). Mittelstarke Schmerzen werden oft mit einer Kombination aus peripher und zentral wirkenden Medikamenten (z. B. Tramadol) behandelt. Letztere beeinflussen über spezifische Opiatempfänger und über Aktivierung der Endorphine die Schmerzempfindung. Bei sehr starken Schmerzen (z. B. bei Oberschenkelbrüchen) ist der Einsatz zentral wirkender Analgetika meist unumgänglich.

Selbsthilfe: Nicht möglich.

Verbrennungen

Symptome: Leichtere Verbrennungen (1. Grades) zeigen sich durch schmerzhafte Rötung und eventuell Schwellung auf der Haut. Bei Verbrennungen 2. Grades kommt es bereits zu Blasenbildung. Von einer Verbrennung 3. Grades spricht man bei Zerstörung der obersten Hautschicht, eventuell auch darunter liegender Gewebeschichten. Es entsteht dann eine lederartige Nekrose (schmerzfreie Wunde). Sind mehr als 15 Prozent der Haut verbrannt, können Allgemeinsymptome wie Schock, Funktionsstörungen von Lunge und Nieren, eventuell sogar Nierenversagen hinzukommen.

Ärztliche Behandlung: Der Arzt wird die Brandwunde steril abdecken, weil große Infektionsgefahr besteht. Bei Bedarf wird er Infusionen verabreichen. Schwerstbrandverletzte (mehr als 20 Prozent der Körperoberfläche 2. Grades verbrannt) müssen in einer Spezialklinik behandelt werden. Kleinflächige Verbrennungen 1. und 2. Grades können ohne Narbenbildung abheilen, eventuell kommt es manchmal zu Pigmentstörungen. Verletzungen 3. Grades erfordern eine Hauttransplantation.

Selbsthilfe: Als Sofortmaßnahme gegen die Schmerzen bei nicht offenen Brandwunden hilft kaltes Wasser. Man kann das kalte Wasser so lange einwirken lassen, bis die Schmerzen nachlassen (meist ca. 15 Minuten). Keinen Puder, keine Salbe und keine sonstigen Hausmittel auftragen, sondern die Wunde nur mit einem sterilen Verband abdecken. Brandblasen nicht aufstechen, sondern möglichst bald den Arzt aufsuchen. Bei Verbrennungen 3. Grades besteht Lebensgefahr. So rasch wie möglich in ein Krankenhaus!

Neurologische Schmerzen

Schmerzen, die vom Nervensystem herrühren, teilt man in zwei große Gruppen: die **zentralen Nervenschmerzen** gehen vom **zentralen Nervensystem** aus, zu dem Gehirn und Rückenmark gehören; periphere Nervenschmerzen haben ihren Ursprung im peripheren Nervensystem. Dazu zählen die peripheren Nervenbahnen, die außerhalb von Gehirn und Rückenmark an verschiedensten Stellen des Körpers Empfindungen an das zentrale Nervensystem weiterleiten.

Zentraler Nervenschmerz

Zentrale Nervenschmerzen werden von all jenen Krankheiten verursacht, die in Gehirn oder Rückenmark manifestiert sind.

Gehirnhautentzündung (Meningitis)

Symptome: Kopfschmerz, Lichtempfindlichkeit, steifer Nacken, manchmal begleitet von Erbrechen. In schweren Fällen kommt es zu Bewusstlosigkeit. Die Schmerzen werden schlimmer, wenn man den Kopf nach vorne beugt. Die Symptome entwickeln sich binnen weniger Stunden und sind immer ein

Grund, sofort einen Arzt oder ein Krankenhaus aufzusuchen. Erkranken Kinder an Meningitis, stehen bei ihnen oft Bauchschmerzen oder Krampfanfälle als Symptome im Vordergrund.

Ursachen: Meningitis entwickelt sich, wenn Bakterien oder Viren, die über das Blut von einem anderen Ort eingeschwemmt wurden, die Gehirnhäute infizieren. Die Erreger können sich auch von einem entzündeten Nachbarorgan (Ohr, Nebenhöhlen) auf die Gehirnhäute ausbreiten.

Ärztliche Behandlung: Nicht die Schmerzbekämpfung, sondern die Behandlung der Grundkrankheit steht bei diesem gefährlichen Leiden im Vordergrund. Die Erkrankung muss immer im Spital behandelt werden, und zwar erhält der Patient in regelmäßigen Abständen Antibiotika-Injektionen. Sind jedoch nicht Bakterien, sondern Viren die Ursache, so muss der Körper des Kranken meist selbst mit der Infektion fertig werden; doch gegen einige Viren (z.B. Auslöser der Gürtelrose) gibt es mittlerweile wirksame Medikamente. In schweren Fällen kann Gehirnhautentzündung zu geistiger Behinderung oder gar zum Tod führen.

Selbsthilfe: Nicht möglich.

Gehirnentzündung (Enzephalitis)

Symptome: Kopfschmerzen begleitet von Fieber, Abgeschlagenheit, manchmal Sehstörungen, Krämpfen bis hin zu Bewusstlosigkeit oder Lähmung.

Ursachen: Die Erkrankung kann als Folge einer Virusinfektion wie Masern, Röteln etc. auftreten, durch das Fieberblasenvirus Herpes simplex oder durch das über Zecken übertragene

FSME-Virus ausgelöst werden. Zecken sind auch für die Übertragung von Borrelien verantwortlich, Bakterien, die gleichfalls eine Meningoencephalitis verursachen können.

Ärztliche Behandlung: Leichte Gehirnentzündungen im Rahmen einer Grippe werden manchmal nicht einmal bemerkt und bedürfen keiner gesonderten Behandlung. In den meisten Fällen ist jedoch ein Krankenhausaufenthalt erforderlich. Sind Herpes-simplex-Viren beteiligt, so hilft das Medikament *»Aciclovir«*. Gegen das durch Zecken übertragene FSME-Virus ist eine vorbeugende Impfung (»Zeckenimpfung«) möglich. Bei Borreliose helfen Antibiotika.
Die Kopfschmerzsymptome werden, wie im Kapitel über Kopfschmerzen (S. 59 ff.) näher ausgeführt, bekämpft.

Selbsthilfe: Ist nur gegen die begleitenden Kopfschmerzen möglich. Es können die im Kapitel über Kopfschmerzen beschriebenen Maßnahmen angewendet werden.

Phantomschmerzen

Symptome: Nach einer Amputation treten im nicht mehr vorhandenen Körperteil Schmerzen auf.

Ursachen: Nach Zerstörung einer peripheren Nervenregion durch Amputation gehen zwar die entsprechenden Nervenendigungen verloren; jene zentralen Nervenzellen jedoch, welche das Gebiet seinerzeit versorgt haben, sowie Teile ihrer Fasern bestehen weiter. Durch zufällige Erregung dieser Nervenzellen wird dann ein Schmerz an eine Stelle projiziert, die nicht mehr existiert.

Ärztliche Behandlung: Mit transkutaner elektrischer Nervenstimulation (TENS) gelingt es, Besserungen zu erzielen. Auch Kältetherapie, Ultraschall und Unterspritzung der Amputationsnarbe bringen Schmerzlinderung. Sinnvoll ist es vor allem auch, Antidepressiva gegen die Schmerzen einzusetzen.

Selbsthilfe: Entspannungstechniken unterstützen die ärztliche Behandlung. Liegen psychische Ursachen zu Grunde (z.B. durch die seelische Belastung auf Grund der Amputation), so kann eine Psychotherapie oder psychologische Betreuung Hilfe bringen.

Peripherer Nervenschmerz

Neuralgien

Symptome: Häufig treten Neuralgien entlang des Trigeminus-Nervs im Bereich von Ober- oder Unterkiefer auf sowie im Bereich der Nerven zwischen den Rippen (Interkostal). Trigeminusneuralgie (siehe auch Kapitel »Kopfschmerzen«, S. 59ff. und 75f.) und Interkostalneuralgie sind daher auch die bekanntesten Arten von Nervenschmerzen.
Im Versorgungsgebiet der betroffenen Nervenbahn setzt der Schmerz unerwartet ein, hält einige Sekunden an und ebbt dann wieder ab. Das kann bis zu 100-mal am Tag geschehen. Manchmal ruft auch Berührung oder Bewegung eine Schmerzattacke hervor. Der neuralgische Schmerz hat stechenden Charakter.

Ursachen: Der Nerv wird durch eine Narbe, eine Entzündung oder Ähnliches irritiert, wodurch es zum Schmerz kommt. Auch psychische Ursachen können dahinter stecken.

Ärztliche Behandlung: Gute Ergebnisse erzielt man mit Akupunktur und Neuraltherapie. Auch die transkutane elektrische Nervenstimulation hat sich bewährt. Einreibungen mit Lokalanästhetikasalben bringen ebenfalls Linderung. Auf jeden Fall sollten eventuell zu Grunde liegende Herde saniert werden. Ist keine organische Ursache zu finden, so sollte ein psychosomatisch erfahrener Arzt zu Rate gezogen werden.
Einfache Schmerzmittel bringen kaum Besserung, da der Schmerz gar nicht so lange anhält, bis die Wirkung des Mittels einsetzt. Nur bei lang dauernden Schmerzen ist die Gabe starker Schmerzmittel sinnvoll.

Polyneuropathie

Symptome: Kribbeln an Handflächen und Fußsohlen sowie extreme Berührungsempfindlichkeit an diesen Stellen. Gleichzeitig lässt die Muskelkraft nach. In einem späteren Stadium tritt dann Gefühllosigkeit auf und auch Wärme oder Kälte können vom betroffenen Körperteil nicht mehr gespürt werden.

Ursachen: Die häufigsten Ursachen einer Polyneuropathie sind der chronische Alkoholismus, die Blutzuckerkrankheit und Vitamin-B-Mangel. Andererseits können auch Bakterien (Borrelien) und Viren eine Entzündung der Nerven hervorrufen; auch Vergiftungen mit Blei, Arsen oder Thallium, Medikamentenmissbrauch und Leber- oder Nierenerkrankungen können zu Nervenschädigungen führen.

Ärztliche Behandlung: Es muss die zu Grunde liegende Erkrankung behandelt bzw. müssen die auslösenden Faktoren vermieden werden.

Selbsthilfe: Nicht möglich.

Neuritis

Entzündliche Erkrankung peripherer Nerven (manchmal auch eines Hirnnervs, wodurch dann die Neuritis den zentralen Schmerzzuständen zuzurechnen ist), die akut oder chronisch verlaufen kann. Eine mögliche Ursache sind Borrelien-Infektionen nach Zeckenbiss (Borreliose); gegen diese Krankheit gibt es keine Impfung.

Symptome: Im Versorgungsgebiet des betroffenen Nervs Kribbeln, brennender Schmerz, Empfindungsstörungen bis hin zu Lähmungserscheinungen. Ist der Sehnerv *(Neuritis Nervi optici)* betroffen, so kommt es zu Sehstörungen, Gesichtsfeldausfällen und dem Sehen von Doppelbildern.

Ärztliche Behandlung: Hängt von der Ausgangssituation ab. Meist mit entzündungshemmenden Medikamenten und Entlastung der betroffenen Region. Wichtig ist wie immer bestmögliche Ausschaltung der Ursache. Bei Borreliose Antibiotikatherapie!

Selbsthilfe: Nicht möglich.

Schmerzen nach Operationen

Schmerzen nach Operationen bedürfen – je nach Ausmaß – einfacher Schmerzmittel bis hin zu Opiaten. Sie vergehen meist nach wenigen Tagen.

Tumorschmerzen*

Während Schmerz bei zahlreichen anderen Krankheiten als erstes Warnsignal auf das Leiden hinweist, tritt Tumorschmerz nur in den seltensten Fällen zu Beginn einer Krebserkrankung auf. Vielmehr entwickelt sich die Krankheit anfangs weitgehend schmerzlos (und daher oft unerkannt). Erst später kommt es dann zu Schmerzen, die häufig von Metastasen (Krebsabsiedelungen) verursacht werden. Besonders im letzten Jahr einer unheilbaren Krebserkrankung leiden die Patienten meist unter unerträglichen Schmerzen. Doch das muss nicht sein! Denn fast ausnahmslos können Tumorschmerzen heute zumindest erheblich gelindert werden. Leider scheuen immer noch viele Ärzte vor einer erforderlichen starken Schmerztherapie zurück, aus Angst, beim Patienten könnten sich Sucht und Abhängigkeit vom Schmerzmedikament entwickeln – was im Endstadium einer schweren Krebserkrankung irrelevant ist. Viel wichtiger und menschlicher wäre es aber, dem Kranken bis zum Schluss eine zumindest erträgliche Lebensqualität zu verschaffen.
Grundsätzlich unterscheidet man bei Schmerzen, die im Zusammenhang mit einer Krebserkrankung auftreten, zwei große Gruppen: die **tumorbedingten Schmerzen**, also jene, die durch den Krebs oder seine Metastasen ausgelöst werden, und die **therapiebedingten Schmerzen**, die nach einer Operation,

* Dieses Kapitel entstand gemeinsam mit Univ.-Prof. Dr. C. Zielinski und Dr. K. Güven, Universität Wien.

im Zuge einer Chemotherapie oder einer Bestrahlungsbehandlung entstehen. Die Charakteristik der jeweiligen Symptome sind daher eng mit dem Schmerzauslöser verknüpft.

Symptome/Ursachen: **Tumorbedingte Schmerzen** machen etwa 80 Prozent der Schmerzursachen bei Krebspatienten aus. Sie entstehen hauptsächlich dadurch, dass der Ersttumor oder seine Metastasen in das Knochengerüst bzw. in die Weichteile einwachsen. Wird der betreffende Knochen durch den Tumor zerstört oder kommt es durch die Wucherung von Krebszellen zu krankhaftem Knochenaufbau, so werden dadurch die Nozizeptoren (schmerzempfangende Nervenendigungen) erregt und leiten das Schmerzempfinden an das Gehirn weiter. Seltener ist die Ursache der Schmerzen direkter Druck, den der Tumor bzw. die Absiedelung auf Nerven, Blutgefäße, Lymphbahnen oder Hohlorgane ausübt.
Brust-, Prostata-, Schilddrüsen-, Lungen- und Nierenkarzinome metastasieren bevorzugt im Knochengerüst, und zwar am häufigsten in der Wirbelsäule.
Da der Charakter des Schmerzes Rückschlüsse auf den Ort der Tumorabsiedlung zulässt, ist es enorm wichtig, dass der Patient dem Arzt eine genaue Beschreibung der Schmerzen liefert.
So zeigt sich Knochenschmerz im Rahmen einer Krebserkrankung als stechender, gut lokalisierbarer Schmerz, der anfangs nur bei Belastung zu spüren ist, im Krankheitsverlauf immer häufiger aber auch in Ruhe auftritt.
Weichteilschmerz ist bohrend, dumpf, bewegungsunabhängig, diffus und kann durch Druck verstärkt werden.
Unterwandert der Tumor nervliche Strukturen oder übt er Druck auf bestimmte Nerven aus, so äußert sich dies im betroffenen Bereich als anhaltendes brennendes Schmerzgefühl.
Sind Organe befallen, ist der Schmerz eher dumpf, diffus, in der Tiefe lokalisiert und häufig von Koliken begleitet.
Rund 20 Prozent der Tumorschmerzen sind nicht auf die

Erkrankung selbst, sondern auf die Therapie zurückzuführen. **Therapiebedingte Schmerzen** können nach Operationen, nach Chemotherapie oder nach einer Strahlenbehandlung auftreten. Wird bei der Krebsoperation beispielsweise ein Interkostalnerv verletzt, so führt dies zu brennendem Schmerz entlang des Versorgungsgebietes des verletzten Nervs. In den meisten Fällen verschwindet der Schmerz binnen drei Monaten von selbst und hinterlässt lediglich Empfindungsverlust im Bereich der Narbe. Manchmal kommt es bei einer Brustkrebsoperation zur Durchtrennung eines Interkostobrachialnervs. Es tritt dann unmittelbar oder einige Monate nach der Operation einschneidender brennender Schmerz zunächst auf der Rückseite des Arms auf, der sich über die Achsel zur vorderen Brustwand ausbreitet. Bewegung verstärkt den Schmerz.

Durchtrennung eines zervikalen Nervs hat anhaltende brennende Schmerzen im betroffenen Bereich zur Folge.

Wird ein Körperteil durch Amputation entfernt, kann es zu den bereits beschriebenen Phantomschmerzen kommen.

Eine häufig auftretende Erscheinung nach einer *Chemotherapie* ist Schleimhautentzündung, die mit Schmerzen und Schluckbeschwerden einhergeht.

Manche in der Chemotherapie verwendeten Medikamente können Neuropathien hervorrufen, die sich in brennendem Schmerz beider Hände und Füße zeigt. Werden, wie bei Morbus Hodgkin erforderlich, als Dauertherapie Kortisonpräparate verabreicht, so können Osteoporose mit Knochenbrüchen, aber auch Muskelschwäche die Folge sein.

Schließlich tritt im Gefolge einer Chemotherapie manchmal Gürtelrose mit den damit verbundenen neuralgischen Schmerzen auf.

Bis zu 20 Jahre nach einer *Bestrahlungstherapie* kann das durch die radioaktiven Strahlen veränderte Gewebe schmerzhafte Reaktionen hervorrufen. Auch eine Schädigung der Knochen, die mit starken Schmerzen einhergehen kann, ist möglich.

Ärztliche Behandlung: Die Methode der Wahl in der Krebsschmerzbekämpfung ist die Einnahme von Schmerzmitteln. Mehr als 90 Prozent der Patienten können so bei konsequenter Anwendung schmerzfrei werden. Schmerzlinderung ist für nahezu 100 Prozent möglich. Als Richtlinie für die Therapie von Krebsschmerzen gilt seit 1986 ein 3-Stufen-Plan der Weltgesundheitsorganisation (WHO):

1. WHO-Stufe

Der erste Ansatz der Schmerzbehandlung ist üblicherweise die Gabe eines Schmerzmittels, das nicht auf Opioiden basiert. Zu diesen Nonopioiden zählen die Substanzen *Azetaminophen, Acetylsalizylsäure* sowie andere nichtsteroidale Antiphlogistika (siehe Kapitel »Medikamente«, S. 21) wie *Diclofenac, Ibuprofen, Fenoprofen, Naproxen* etc. (Die neuen COX-2-Hemmer sind diesbezüglich noch nicht ausreichend erprobt, sollten aber ebenfalls wirksam sein, s. S. 26). Sie werden meist als Tabletten oder Zäpfchen verabreicht und erzeugen weder einen Gewöhnungseffekt noch körperliche Abhängigkeit.
Ab einer gewissen Dosis jedoch lässt sich mit den Schmerzhemmern der 1. Stufe keine Wirkungssteigerung mehr erzielen. Ist diese Grenze erreicht und können die Schmerzen des Krebspatienten damit nicht mehr ausreichend gelindert werden, tritt die nächste Stufe in Kraft.

2. WHO-Stufe

Hier kommt ein schwaches Opioid entweder allein oder in Kombination mit einem Nonopioid aus der Stufe 1 zum Einsatz. Zu den schwachen Opioiden zählen morphinähnliche Substanzen wie *Tramadol, Kodein, Oxycodon.* Als Nebenwirkung dieser Medikamente treten in erster Linie Übelkeit, Erbrechen und Verstopfung auf, die sich oft nach einer Eingewöhnungsphase von selbst geben. Ist dies nicht der Fall, muss ein anderes Medikament auf derselben Basis ausprobiert werden oder der Arzt verordnet ein zusätzliches Präparat, das die Übelkeit beherrscht (z. B. *Prochlorperazin* oder *Metoclopramid*). Gegen Verstopfung können Selbsthilfemaßnahmen wie ballaststoffreiche Ernährung, vermehrte Flüssigkeitszufuhr und viel Bewegung helfen.

3. WHO-Stufe

Reichen die schwachen Opioide für die Schmerzbeherrschung nicht mehr aus, sollte der Arzt ein so genanntes starkes Opioidanalgetikum verordnen. Auch dieses kann allein oder in Kombination mit einem Medikament der 1. WHO-Stufe eingesetzt werden. *Morphin, Buprenorphin* und *Fentanyl* sind die am häufigsten verwendeten Medikamente der 3. Stufe. Als Nebenwirkungen können Dämpfung des Atemzentrums, Müdigkeit und Verwirrtheit auftreten. Im Falle einer Atemdepression kann zusätzlich *Naloxon* verabreicht werden. Müdigkeit und Verwirrtheit geben sich bald von selbst, wenn der Patient sich an das Medikament gewöhnt hat.

Um Nebenwirkungen und die Dosis des Opioids zu reduzieren, wird die Behandlung meist mit anderen Medikamenten kombiniert. Dies sind Antihistamine, Kortikosteroide (*Kortison*), Beruhigungsmittel, krampflösende Mittel (Antikonvulsiva) sowie bestimmte Medikamente gegen Depressionen. Diese Medikamente enthalten teils selbst schmerzhemmende Stoffe, teils lindern sie die Schmerzintensität über andere Mechanismen.

Bei allen genannten Schmerzmitteln ist für Krebspatienten die regelmäßige Einnahme wichtig. Denn nur dann kann ein konstanter Wirkspiegel gehalten werden und das Medikament seine schmerzhemmenden Eigenschaften voll entfalten.

Reicht die Wirkung der Medikamente in Tablettenform nicht mehr aus, können in besonders krassen Fällen über eine implantierte oder von außen betriebene Pumpe dem Körper permanent schmerzhemmende Wirkstoffe zugeführt werden.

Dies ist bei bettlägerigen Patienten schließlich auch in Form einer Infusion möglich.
Ergänzend zu den Medikamenten unterstützen folgende Therapien die Schmerzlinderung und reduzieren unter Umständen die notwendige Medikamentendosis:
Transkutane Nervenstimulation, Akupunktur und physikalische Maßnahmen können nach Rücksprache mit dem behandelnden Arzt (!) Linderung bringen. Da Krebs auch ein seelisch sehr belastendes Leiden ist, sollte zur Behandlung ein Psychologe oder Psychotherapeut beigezogen werden.

Selbsthilfe: Wie bereits bei den ergänzenden Maßnahmen erwähnt, können Selbsthilfemethoden die Schmerzlinderung unterstützen und geringeren Medikamentenkonsum erforderlich machen. Je nach Schmerzart und -lokalisation lassen sich die bereits beschriebenen Selbsthilfemaßnahmen von Akupressur über Ernährungsumstellung bis zu Entspannungstechniken und Yoga erfolgreich einsetzen. Doch sollte auch hier vorher mit dem Arzt Rücksprache gehalten werden.

Hautschmerzen

Fieberblasen (Herpes simplex)

Symptome: Fieberblasen bestehen jeweils aus einer Gruppe kleinster Bläschen, die schubweise auftreten und Brennen, Spannen, Juckreiz sowie Schmerzen verursachen können. Oft schwellen in der Umgebung auch die Lymphknoten an, die dann ebenfalls Schmerz verursachen. Fieberblasen können im Bereich der Lippen oder der Geschlechtsregion auftreten.

Ursachen: Fieberblasen werden durch so genannte Herpesviren ausgelöst. Die Erstinfektion damit erfolgt oft schon in der Kindheit. Das Virus wandert dann in die Nervenzellen und verweilt dort bis zum nächsten Ausbruch. Dieser wird meist durch geschwächte Körperabwehr ausgelöst. Ist das Immunsystem nämlich anderweitig beschäftigt (Krankheit, Fieber, Stress etc.), so kann das Virus ungehindert aktiv werden. Nach dem Ausbruch zieht es sich wieder zurück. Wer einmal infiziert ist, bleibt es üblicherweise ein Leben lang.

Ärztliche Behandlung: Salben mit dem Wirkstoff Aciclovir verhindern den Ausbruch von Fieberblasen, die sich bereits durch Spannen ankündigen. Aciclovir hemmt die Vermehrung des Virus und ein Übergreifen auf andere Zellen.
Sind die Bläschen und die damit verbundenen Schmerzen erst einmal da, helfen nur austrocknende Salben.

Selbsthilfe: Alles, was zur Stärkung der Körperabwehr beiträgt, kann den Ausbruch verhindern helfen: regelmäßige gesunde Lebensweise, genügend Schlaf, ausgewogene vitaminreiche Ernährung, seelische Ausgeglichenheit (Entspannungstraining!), Bewegung in frischer Luft.

Furunkel

Symptome: Der Furunkel ist auf Druck, meist schon spontan schmerzhaft und kann eventuell mit Fieber verbunden sein.

Ursachen: Durch bakterielle Infektion mit meist mehreren verschiedenen Erregern kommt es zu tief greifenden eitrigen Entzündungen des Haarbalgs, in dem die Haarwurzel verankert ist. Da unser ganzer Körper mit feinen Härchen übersät ist, kann ein Furunkel überall auftreten.

Ärztliche Behandlung: Man kann kleine Furunkel durch gefäßerweiternde Maßnahmen (Wärme, Zugsalbe, Bestrahlungen) reifen lassen und dann mittels kleinem Schnitt den Eiter abfließen lassen. In der Folge heilt der Furunkel ab. Falls dies nicht der Fall ist, sind Antibiotika notwendig. Grundsätzlich besteht bei Auftreten von Furunkeln die Gefahr des Einströmens von Bakterien in die Blutbahn (Blutvergiftung), sodass immer der Arzt aufgesucht werden sollte.

Selbsthilfe: Furunkel an Oberlippe oder Nase sollte man selbst nicht anrühren. Diese können lebensgefährlich sein, wenn die Bakterien über eine bestimmte Vene direkt in die Schädelkapsel eindringen.
Furunkel an anderen Stellen kann man mit Kamillentee oder Bockshornkleeauflagen bekämpfen.

Nesselsucht (Urticaria)

Symptome: Massiv juckende, meist rote Erhebungen am gesamten Körper, die einige Stunden sichtbar sind und dann verschwinden. Kurze Zeit später tritt ein ähnlicher Hautausschlag wieder auf und kann sich über Wochen und Monate hinziehen. Manchmal ist der Ausschlag auch von mäßigem Fieber, Übelkeit und Brechreiz begleitet.

Ursachen: In den meisten Fällen ist eine Allergie, oft gegen Nahrungsmittelbestandteile, die Ursache (Ernährungstagebuch führen!). Bei manchen Patienten löst aber Kälte eine Urticaria aus. In den letzten Jahren wird auch zunehmend eine Histaminüberempfindlichkeit angetroffen, bei der die Urticaria durch in Käse oder Wein befindliches Histamin ausgelöst wird. In etwa der Hälfte aller Krankheitsfälle kann die Ursache nicht geklärt werden. Vielfach spielt auch die Psyche eine große Rolle. Ansonsten kommen chemische Irritationen der Haut in Frage.

Ärztliche Behandlung: Kurzfristiger akuter Nesselausschlag wird meist mit Antihistamin behandelt. In schweren Fällen helfen Kortisonpräparate. Äußerlich wendet man kühlende Tinkturen an.

Selbsthilfe: Auslösende Nahrungsmittel meiden! Ernährungstagebuch! Juckreizstillend wirken Auflagen mit Ackerschachtelhalm oder Kamille. Ist die Psyche beteiligt, so helfen Entspannungsübungen, Ruhe und seelisches Gleichgewicht wieder zu finden.

Neurodermitis

Symptome: Im Vordergrund dieser Hauterkrankung steht ein Ekzem mit oft starkem Juckreiz, der förmlich zum Zerkratzen der Haut verleitet. Schwere Hautschäden und Infektionen können die Folge sein. Die Krankheit tritt in Schüben auf und äußert sich in ihrem Erscheinungsbild durch Rötungen oder Knötchen. Bei Kindern sind am häufigsten Wangen, Gesicht und Kopfhaut befallen, bei Erwachsenen Gesicht, Nacken, Ellbogen und Kniekehlen.

Ursachen: Die eigentliche Ursache ist unbekannt. Eine ererbte Überempfindlichkeit dürfte eine Rolle spielen. Die Erkrankung wird manchmal durch psychischen Stress, Infektionskrankheiten, eine Impfung, falsche Ernährung sowie negative Umwelteinflüsse und Allergene (Pollen, Tierhaare) ausgelöst.

Ärztliche Behandlung: Kortisonsalben bringen Juckreiz und Ausschlag rasch zum Verschwinden. Jedoch ist von einer Selbstbehandlung mit Kortisonsalben dringend abzuraten. Da bei Langzeitanwendung, die im Falle einer Neurodermitis ja erforderlich ist, das Kortison bestimmte Hautschäden hervorrufen kann, ist ärztliche Kontrolle der Behandlung unerlässlich.
Auch *Phytosterol* (eine Art pflanzliches Kortison) in Salbenform wirkt entzündungs- und juckreizhemmend. Starken Juckreiz lindern auch Antihistaminika.

Selbsthilfe: Obwohl nicht erwiesen ist, ob die Krankheitsschübe mit der Ernährung in Zusammenhang stehen, ist das Führen eines »Ernährungstagebuchs« zu empfehlen. Unter Umständen lässt sich damit herausfinden, ob und auf welche Nahrungsmittel der Körper mit Ausschlag reagiert.
Außerdem ist es für Neurodermitiker ratsam, auf Haustiere zu verzichten. Die Haut sollte auch nicht mit Chemikalien (Reini-

gungsmittel im Haushalt) in Berührung kommen. Auf Weichspüler muss in einem Neurodermitikerhaushalt ebenfalls verzichtet werden.
Kleidung aus Wolle, Kamelhaar, Lammfell und Kunstfaser verstärkt oft den Juckreiz. Unbedenklich sind Baumwolle und Seide auf der Haut.
Da Wärme ebenfalls den Juckreiz fördert, sollten Neurodermitiker nur in lauwarmem Wasser baden. Hautreinigungsmittel müssen milde und unparfumiert sein.
Um Stress und seelische Belastungen in den Griff zu bekommen, ist es ratsam, eine Entspannungstechnik zu erlernen.

PSYCHE und SCHMERZEN

Alles psychisch!« – »Sie sind vollkommen gesund, verschwenden Sie Ihre Zeit nicht mit Arztbesuchen.« – »Sie bilden sich Ihre Beschwerden nur ein. Organisch ist alles in Ordnung.« – Solche und ähnliche Sätze bekommen Menschen immer wieder zu hören, wenn sich für ihre Schmerzen keine körperliche Krankheit als Ursache finden lässt. Und tatsächlich ist ein großer Teil aller Beschwerden, mit denen Menschen den Arzt aufsuchen, seelisch bedingt. Was aber nicht bedeutet, dass diese Beschwerden und Schmerzen nicht existieren oder nicht ernst zu nehmen wären. Denn aus Befindlichkeitsstörungen mit »grundlosem« Krankheitsgefühl können bei Nichtbeachtung Funktionsstörungen der betreffenden Organe werden und schließlich in einer krankhaften Veränderung dieser Organe resultieren.

Welchen Zusammenhang es zwischen Psyche und Schmerzen gibt, wie es zu so genannten psychosomatischen Beschwerden kommt und was man dagegen tun kann, wollen wir in diesem Kapitel näher behandeln.

Was kränkt, macht krank

Keine körperliche Veränderung bleibt ohne Einfluss auf das seelische Wohlbefinden und umgekehrt beeinflusst jede seelische Regung auch die Körperfunktionen. Der Grund dafür ist unser vegetatives Nervensystem, das durch Gefühle in Alarmbereitschaft versetzt werden kann und im Organismus dann die entsprechenden »Maßnahmen« trifft. Ein Beispiel: Sie haben

Angst vor einer Prüfung, einer Unterredung mit dem Chef oder Ähnlichem. Ihr Gehirn leitet das Angstgefühl weiter an das vegetative Nervensystem, das nun alle Organe zum Angriff rüstet. Es werden vermehrt die Stresshormone Adrenalin und Kortison ausgeschüttet, das Herz wird stärker durchblutet, der Blutdruck steigt, die Muskulatur wird in Anspannung versetzt. Ist die »Gefahr« vorbei, normalisieren sich die Körperfunktionen wieder. Bleibt so eine seelische Belastung jedoch über lange Zeit bestehen oder werden Angstgefühle nur unterdrückt, so besteht der Alarmzustand weiterhin. Beispielsweise wird die verspannte Muskulatur zum Normalzustand, die Verspannungen gehen mit Schmerzen einher, für die keine organische Ursache zu finden ist.

Zahlreiche seelisch bedingte Faktoren können zu Schmerzzuständen führen:

Ängste spielen hier eine bedeutende Rolle. So ist die Angst vor bestimmten Krankheiten oft auslösend für Herzschmerzen, unterdrückte Ängste äußern sich auch in Atembeschwerden, Bauchschmerzen mit Übelkeit, Durchfall, Blähungen bis hin zu Gastritis, Magengeschwüren und Dickdarmentzündungen.

Stress ist einer der Hauptfaktoren für psychosomatische Erkrankungen. Wobei hier zwischen positivem und negativem Stress zu unterscheiden ist: Wer einige Zeit unter starker Anspannung, also »unter Stress« arbeitet, nachher eine Ruhepause einlegen und das Ergebnis der Arbeit als Erfolgserlebnis genießen kann, ist keineswegs gefährdet. Anders, wenn der Wechsel zwischen An- und Entspannung nicht funktioniert. Steht jemand über Wochen, Monate oder gar Jahre nur noch unter Anspannung ohne die ausgleichende Entspannung oder stellt sich trotz größter Bemühung an Stelle des Erfolgserlebnisses Unzufriedenheit mit der eigenen Leistung ein, so spricht man von negativem Stress. Dieser resultiert sehr oft in körperlichen Beschwerden von Kopfschmerzen, Muskelschmerzen, Hautausschlägen, Herzschmerzen bis hin zum Herzinfarkt.

Zum negativen Stress gehört auch das Fehlen von Anspannung. Wer beispielsweise nach der Pensionierung nur noch Zeit für Entspannung hat und keinen Aufgaben nachgeht, dem fehlt ebenfalls der gesunde Rhythmus. Unterforderung und mangelnde Erfolgserlebnisse führen zu Eintönigkeit, Isolation, Frust und in der Folge oft zu Krankheiten.

Überforderung ist ein weiterer krankmachender Faktor. Besteht ein Missverhältnis zwischen eigenem Können und Sollen (bzw. Wollen), weil man sich selbst zu viel vorgenommen hat oder von anderen zu übertriebenen Leistungen angetrieben wird (beispielsweise Schulkinder von ehrgeizigen Eltern), kann dies in körperlichen Beschwerden seinen Ausdruck finden.

Schließlich haben **seelische Belastungen** oder **unbewältigte Konflikte** großen (negativen) Einfluss auf unseren Gesundheitszustand.

Psychosomatische Beschwerden treten vor allem auch dann auf, wenn es zu **gravierenden Einschnitten im Leben** kommt. Dazu zählt der Tod eines Angehörigen ebenso wie eine Scheidung, der Verlust des Arbeitsplatzes, eine komplette Änderung der Lebensumstände, eine Pensionierung usw. Die gesundheitliche Störung zeigt sich dann allerdings meist nicht in der aktuellen Situation, sondern folgt dem Ereignis in einem Abstand von 6 bis 18 Monaten nach.

In der *Behandlung* psychisch bedingter Beschwerden genügt es folglich nicht, das körperliche Symptom durch Medikamente, physikalische oder andere Maßnahmen auszuschalten. In akuten seelischen Krisen wird der Arzt wohl meistens ein Beruhigungsmittel verschreiben, doch muss in der Folge der Ursache, also dem seelischen Problem, auf den Grund gegangen werden. In den meisten Fällen wird das Gespräch mit einem Psychologen oder eine Psychotherapie Hilfe bringen.

Liegt die Wurzel des Übels aber weniger in seelischen Konflikten als in Überarbeitung, Überforderung etc., so können die folgenden *Selbsthilfemaßnahmen* sinnvoll sein:

- Erlernen Sie eine Entspannungstechnik und praktizieren Sie diese täglich.
- Sorgen Sie für ausreichend Schlaf.
- Auch wenn Ihre Entspannungsphasen noch so kurz sind, verbringen Sie sie nicht vor dem Fernseher: körperliche Bewegung, Sport sind der wirksamste Ausgleich zu Stress. Einerseits wirkt Bewegung stimmungsaufhellend, weil dabei das »Wohlfühlhormon« Endorphin ausgeschüttet wird. Andererseits wird über ein Zusammenspiel zwischen Muskelstoffwechsel und bestimmten Gehirnfunktionen durch Bewegung auch die geistige Leistungsfähigkeit gesteigert.
- Tun Sie sich selbst ganz bewusst etwas Gutes. Das können kleine Dinge sein wie ein angenehm warmes Vollbad zur Entspannung oder ein Gespräch, in dem Sie Ihren Gefühlen freien Lauf lassen können.

Was krank macht, kränkt

So wie seelisches Leid zu körperlichen Schmerzen führen kann, entwickelt sich auch aus körperlichen Schmerzzuständen in vielen Fällen ein psychisches Problem bis hin zu schweren Depressionen. Vor allem chronisch Schmerzkranke sind davon betroffen.

Wer begreift schon, was es heißt, täglich unter Schmerzen zu leiden, mit Schmerzen aufzustehen, mit ihnen schlafen zu gehen, manchmal nur geringe Schmerzlinderung zu verspüren und immer Angst davor zu haben, dass der nächste Tag noch Schlimmeres bringen könnte?

Doch Schmerzpatienten leiden nicht allein wegen ihrer Schmerzen. Es kommt noch dazu, dass sie ihren täglichen Verrichtungen, sei es im Beruf, in der Selbstversorgung oder in

einem geliebten Hobby, nicht mehr hinreichend nachgehen können. Sie leiden, weil sie von anderen abhängig sind, weil sie auf Grund ihrer Krankheit Freunde und Umweltkontakte verlieren.
All das wirkt naturgemäß auf die Psyche ein und verändert sie. Der Patient wird vielleicht reizbar, ungeduldig, eigenbrötlerisch, kontaktscheu und entwickelt sehr oft schwere Depressionen.
Daher sollte in die Behandlung chronisch Schmerzkranker stets auch ein Psychologe oder Psychotherapeut einbezogen werden. Zusätzlich zu schmerzhemmenden Medikamenten werden in solchen Fällen oft Antidepressiva verordnet. Wichtig für den Patienten wäre auch die Einbettung in ein funktionierendes Familiengefüge. Angehörige, die ihm nicht nur Trost und Zuwendung spenden, sondern sich auch bemühen, den Kranken nicht spüren zu lassen, dass er eine Belastung ist.

Psychische Schmerzverstärkung und Schmerzhemmung

Der Satz »Das redest du dir ein«, wenn jemand über Schmerzen ohne greifbare Ursache klagt, klingt zwar nicht sehr mitfühlend, hat aber einen wahren Kern. Denn mit der Kraft unserer Psyche können wir uns sowohl Schmerzen »einreden« als auch »ausreden«. So ist es möglich, durch seelische Veränderung bestehende Schmerzen zu verstärken oder Schmerzen ohne greifbare Ursache auszulösen. Psychische Faktoren erregen dann bestimmte Zellen im Zentralnervensystem, was schließlich das Schmerzempfinden auslöst. Selbst wenn keine Ursache dafür vorhanden ist.
Wie bereits in einem früheren Kapitel als Beispiel angeführt, ist

es auch möglich, Schmerzen für kurze Zeit zu »vergessen«. Spontane Freude über etwas oder angespannte Konzentration sorgen dafür, dass das Gehirn anderweitig »beschäftigt« ist und sich nicht allein auf die Aktivität der »Schmerznerven« konzentriert, wodurch die Schmerzimpulse vorübergehend schwächer werden. Zusätzlich schüttet das Gehirn in psychischen oder körperlichen Stresssituationen (starke Anspannung, freudige Überraschung, sportliche Anstrengung) für kurze Zeit opiumähnliche Substanzen des eigenen Nervensystems aus, die für körperliches und seelisches Wohlbehagen verantwortlich sind und schmerzstillend wirken. Jogger kennen diesen Zustand, wenn sich nach besonderer körperlicher Verausgabung beim Laufen Glücksgefühl einstellt. Dabei können sogar Erscheinungen wie bei Abhängigkeit entstehen.

Sich auf etwas außerhalb des Schmerzbereichs besonders zu konzentrieren oder, falls man dazu in der Lage ist, sich körperlich bis zu einem gewissen Punkt zu verausgaben setzt also die Produktion körpereigener »Medikamente« in Gang – und zwar ohne Nebenwirkungen!

Eines ähnlichen Mechanismus bedient sich ja beispielsweise das autogene Training, mit dessen Hilfe es möglich ist, Schmerz für einige Zeit (z. B. beim Zahnarzt) willentlich auszuschalten.

Anhang

Entspannungstechniken

Entspannungstechniken beruhen auf dem Prinzip, dass seelische Entspannung auch die Muskulatur entkrampft und Muskelentspannung umgekehrt zu seelischer Entspannung führt. Die entscheidende Wirkung der Entspannungstherapie ist einerseits die Vorbeugung, andererseits der schnelle Abbau von psychischen und muskulären Spannungen. Sind Schmerzen also durch solche Anspannung verursacht, stellt sich durch die Entspannungstherapie auch recht rasch ein Erfolg ein. Voraussetzung ist jedoch, dass die jeweilige Technik vom Patienten gut beherrscht wird. Aber selbst bei rein körperlich verursachten Schmerzen kann Entspannungstherapie durch die seelische und muskuläre Entspannung entscheidend zur Schmerzlinderung beitragen.
Die Wirkung der Entspannungstherapie beruht auf mehreren Säulen:

- Verminderung von Muskelverspannungen.
- Verminderung von Angst: Angst ist häufiger Auslöser von Migräne, aber auch anderen Schmerzen. Angst und Entspannung gleichzeitig sind aber nicht möglich. Entspannungstraining reduziert also die Angst, was wiederum die Schmerzen mindert.
- Reduzierung erhöhter Reaktionsbereitschaft: Wenn schon

bei geringen Anlässen (Windzug, Heben einer leichten Last) Schmerz entsteht, so ist dies durch eine erhöhte Reaktionsbereitschaft der Muskeln zu erklären. Entspannung reduziert die erhöhte Bereitschaft und beugt so der Schmerzentstehung vor.

- Normalisierung des Sympathikotonus: Mit Schmerzen geht meist ein erhöhter Energiezustand des Sympathikusnervs (Sympathikotonus) einher, der wiederum zum Absenken der Schmerzschwelle führt. Mit Entspannungstherapie kann der Sympathikotonus auf sein normales Maß reduziert werden, wodurch die Schmerzschwelle ansteigt. Außerdem dürfte der Sympathikotonus Einfluss auf die Nozizeptoren haben und bei erhöhtem Wert diese verstärkt zu Schmerzimpulsen anregen: ein weiterer Ansatzpunkt, mit Entspannung Schmerzen zu lindern oder vorzubeugen.

Es stehen heute eine Vielzahl an verschiedenen Entspannungstechniken zur Wahl. Einige, die über die Muskelentspannung wirken, werden sowohl der Psychotherapie als auch der Physiotherapie zugeordnet, andere, wie die Meditation, gehören ausschließlich zu den psychologischen Maßnahmen. Sie alle wirken nach dem oben beschrieben Prinzip und können vom Patienten nach Neigung und örtlichen Möglichkeiten gewählt werden. Die meisten Techniken müssen jedoch in einem Kurs erlernt werden. Nur wer »seine« Entspannungstechnik gut beherrscht, kann sie folglich als Schmerzhemmer einsetzen. Hier ein kleiner Überblick über die bekanntesten Methoden:

Autogenes Training

Beim autogenen Training handelt es sich um eine Methode der Autosuggestion, einer Art Selbsthypnose. Man nimmt eine bequeme Haltung ein und entspannt dann durch wiederholtes

Sichvorstellen bestimmter Körpergefühle wie Wärme oder Schwere nach und nach den ganzen Körper. Bei fortgeschrittenem Können ist es möglich, mit Hilfe dieser Autosuggestion körperliche Empfindungen zu erzeugen oder zum Verschwinden zu bringen. Schmerzen können damit ganz ausgezeichnet beherrscht werden. Regelmäßiges Training über längere Zeit ist dafür jedoch Voraussetzung.
Ein Kurs umfasst zehn Lektionen, danach ist man im Stande, allein zu trainieren und seine Fähigkeiten auf diesem Gebiet weiterzuentwickeln.

Progressive Muskelentspannung nach Jacobson

Diese Methode lässt sich auch ohne Kurs aus Büchern erlernen und ist zudem bei Schmerzen wirksam. Man nimmt ebenfalls eine bequeme Stellung ein oder legt sich hin. Sodann werden systematisch einzelne Muskelgruppen zuerst angespannt und dann entspannt. Von den Zehen bis zu den Gesichtsmuskeln spannt man nach und nach jeden Muskel fest an, hält die Spannung etwa 10 Sekunden und lässt dann los. Durch den Wechsel wird der Entspannungszustand intensiv erlebt und geht schließlich in einen Zustand von Ruhe und Gelassenheit über.

Meditation

Meditation ist eine tiefe Versenkung in sich selbst, die mit Hilfe eines Meditationslehrers erlernt und nach einiger Zeit allein ausgeübt werden kann. So gut wie alle Meditationsverfahren haben ihren Ursprung in der Religion, doch gibt es heute unserem Kulturkreis angepasste Formen der Meditation, die unabhängig von Weltanschauung und Religion praktiziert werden können. Meditation wirkt nicht direkt schmerzhemmend, wie dies durch entsprechende »Befehle« an den Körper beim autogenen Training möglich ist, sondern über folgenden Umweg: tiefere Entspannung als im Schlaf (der Geist bleibt jedoch wach und klar), Entspannung der Muskulatur, Reduzierung der Herzfrequenz und Hemmung der Ausschüttung von Stresshormonen. Entsprechend der unterschiedlichen kulturellen Herkunft kennen wir heute eine Vielzahl von Meditationsverfahren. Ihre Ziele sind dieselben, etwas verschieden ist lediglich die Methode, mit der man sich selbst jeweils in den tiefen Entspannungszustand versetzt. Je nach Methode teilt man sie in folgende Gruppen ein:

- **Inhaltliche Meditation**
  Die gesamte Aufmerksamkeit wird auf einen Gegenstand aus der Umwelt gerichtet, der dann zum Ausgangspunkt einer Wanderung nach innen benutzt wird. Beispielsweise kann man eine Wolke mit den Augen so lange verfolgen, bis man von der übrigen Umwelt nichts mehr bemerkt und sich letztlich ein Gefühl von Stille, Glück und Frieden in einem ausbreitet.
  Auch die Meditation über Texte, wie es im Christentum der Rosenkranz ist, zählt zur inhaltlichen Meditation.

- **Tiefenmeditation**
  Diese Methode arbeitet mit Mantras (Lautkombinationen mit oder ohne Bedeutung), die man sich innerlich monoton vorsagt, bis sie im Laufe einer natürlichen Beruhigung des Geistes immer mehr verblassen.

- **Konzentrierende Meditation**
  Die Aufmerksamkeit wird auf monotone Laute, die Atmung, den Herzschlag oder auch auf geometrische Symbole konzentriert. (Eine Anfangsübung der Zen-Meditation ist beispielsweise das Zählen der Atemzüge). Die Folge ist eine Loslösung des Bewusstseins von allen Gedanken.

Feldenkraismethode

Auf der Suche nach einer Heilmethode für ein eigenes Leiden begann der Erfinder dieser Methode, der Physiker Moshé Feldenkrais, als Naturwissenschaftler das Verhalten der Muskeln und Gelenke, ihrer Nervenversorgung und die Einstellung des Menschen zu seinem Körper zu studieren. Angesichts der Tatsache, dass der Mensch sich im Ablauf einer Handlung weder der Muskelarbeit noch anderer biologischer Vorgänge bewusst ist, gelangte Feldenkrais zu dem Schluss: Nur wer sich dessen, was er tut, bewusst ist, entwickelt auch die Fähigkeit, an Veränderungen zu denken und diese herbeizuführen.
Seine Methode steht also unter dem Motto »Bewusstheit durch Bewegung«. Feldenkrais geht davon aus, dass Zwänge und seelische Verletzungen im Laufe des Lebens zu körperlicher und geistiger Erstarrung führen und sich unter anderem in schmerzhaften Muskelverspannungen äußern. Mit seiner Bewusstheitsmethode kann man dieser Erstarrung entgegensteuern. Einfache Bewegungen werden nicht mechanisch, sondern ganz bewusst durchgeführt und erlebt. Eine Reihe positiver Veränderungen kann damit erzielt werden: Der Körper erhält mehr Spannkraft, richtet sich gerade, Muskel werden gelockert, Beschwerden gelindert, körperliche und geistige Beweglichkeit wird ebenso gefördert wie die seelische Harmonisierung.

Yoga

Es ist nicht möglich, an dieser Stelle ausführlich auf das komplexe Thema Yoga einzugehen. Dafür gibt es zahlreiche Fachbücher, die sich ausschließlich mit Yoga befassen. Wir wollen Ihnen hier nur einen Überlick über die Bedeutung von Yoga in der Schmerztherapie anhand einiger Übungsbeispiele zur

Selbsthilfe geben. Wer Yoga richtig erlernen möchte, der braucht ausführliche Fachliteratur und einen Yogalehrer.
Was ist Yoga eigentlich? Ist es eine Art Gymnastik? Ist es Meditation? Eine Lebenseinstellung? Von allem etwas, wäre die richtige Antwort. Man kann Yoga kurz gefasst bezeichnen als ein System der Selbstkontrolle, Selbsterkenntnis, Selbstregulation bis hin zur Selbstbeherrschung. Die Mittel, die dafür angewendet werden, sind Körperkontrolle ebenso wie Atmung, Meditation. Es geht darum, wie man Kontrolle über das eigene Verhalten ausüben, mit welchem Verhalten man Körperprozesse selbst beeinflussen kann. Für den Schmerzpatienten bedeutet dies unter anderem, das Wesen seines Schmerzes, seine ursächlichen Zusammenhänge und Beeinflussbarkeit in natürlichen Grenzen zu erkennen und sein Verhalten zu Gunsten der Schmerzminderung zu entwickeln.

Ziele der Yogaübungen:

- Bewusste Kontrolle und angemessene Gestaltung der Atmung;
- Kontrolle von Puls, Blutverteilung, Wärmeproduktion und Wärmeverteilung im Körper;
- gezielte Erhöhung und Senkung von Muskelspannungen;
- Muskelfunktionsentwicklung;
- gezielte Muskeldehnung;
- Verbesserung der Körperhaltung;
- verbesserte Kontrolle der Feinmotorik;
- Erhöhung der Schmerzschwellen und der Schmerztoleranz;
- Reduzierung negativer Gefühle;
- Überwindung des Antriebsmangels;
- bewusste Steuerung der Aufmerksamkeit;
- Bewusstmachen von Erfahrungen.

Grundlage aller Yogaübungen ist die Atmung: Das Verhalten des Organismus ist immer mit bestimmten Atemmustern ge-

koppelt. Durch willkürliche Veränderung der Atmung kann man daher andere Funktionssysteme beeinflussen. So sind auch Schmerzreaktionen von entsprechenden Änderungen der Atmung begleitet. Schmerzintensität lässt sich also durch bestimmte Atemmuster beeinflussen.
Man unterscheidet drei Atmungsformen: die Bauchatmung, die Brustatmung und die forcierte Spitzenatmung.
Die Bauchatmung beruht auf Anspannung des Zwerchfells bei Einatmung, das heißt, die Bauchdecke wölbt sich beim Einatmen nach außen und wird beim Ausatmen eingezogen. Der Brustkorb wird dabei nicht aktiv bewegt. Der Yogatrainierende lernt so, Bewegungs-, Druck- und Muskelspannungsgefühle zu beobachten und zur persönlichen Kontrolle seiner Atmung einzusetzen.
Bei der Brustatmung wird nur der Brustkorb bewegt, ebenfalls bei Einatmung nach außen, bei Ausatmung nach innen.
Die Spitzenatmung beruht auf der selektiven Einschaltung der Atemhilfsmuskulatur im Schulter-Hals-Bereich.
Bei der großen Yogaatmung schließt die Brustatmung nahtlos an die Bauchatmung an.
Die Atemtiefe spielt im Yoga eine große Rolle. Es gilt das Motto: »Atme so langsam und tief wie möglich. Warte nach dem Ausatmen auf Lufthunger, beginne die Einatmung immer mit dem Zwerchfell und bevorzuge die Bauchatmung.« Im Laufe des Übens sinkt die Atemfrequenz bald auf zwei Atemzüge pro Minute bei einem Atemzugsvolumen von zwei bis drei Litern. Schließlich kommen Yogaübende bald mit einem Atemzug pro Minute (Atemzugsvolumen drei bis vier Liter) aus. Diese Atemzurückhaltung bewirkt einerseits eine Steigerung der Durchblutung, erhöhte Sauerstoffabgabe, stärkere Reizung des für Beruhigung zuständigen Parasympathikusnervs und Abnahme des Sympathikotonus, wodurch auch der Muskeltonus sinkt. Durch all diese Wirkungen können Muskelverkrampfungen leichter aufgehoben werden.

Neben den klassischen Atemphasen Ein- und Ausatmung haben im Yoga zwei weitere Phasen durch Verlangsamung und Zurückhaltung des Atmens Bedeutung: die Pause mit leeren Lungen nach dem Ausatmen, während der der »Lufthunger« entsteht, und die Pause mit vollen Lungen.

So hemmt Yoga den Schmerz

Die Yogaatmung ist mit starken Reizungen jener Sinneszellen verbunden, welche die Schmerzübertragung hemmen können. Bei anwachsender Impulsaktivität und längerer Übungszeit (mehr als zehn Minuten) nimmt die Freisetzung lang wirkender Opioide zu. Die stärkste Reizung erfolgt in der Pause mit vollen Lungen. Das wird noch verstärkt, wenn in dieser Phase starke isometrische Anspannungen (siehe unten) hinzukommen.

Die Konzentration der Aufmerksamkeit auf den Atmungsvorgang fördert außerdem die Entspannung, was ebenfalls schmerzhemmende Wirkung hat.

Die Kombination von Yogaatmung und optimaler Muskelentspannung durch vorherige isometrische Anspannung sowie Durchblutungs- und Stoffwechselförderung als »Nebenwirkung« dieser Aktivität erhöhen die Schmerzschwelle. Diese Linderung oder Beseitigung des Schmerzes ermöglicht es den Betroffenen, wieder vermehrt Bewegung zu machen und so schmerzerzeugende Schonhaltungen zu beseitigen. Damit werden schließlich auch Missbehagen und innere Ängste abgebaut, die ihrerseits zu Muskelanspannung und damit verbundenem Schmerzverhalten geführt haben.

Muskelentspannung mit Yoga

Man nutzt zwar die Regel, dass kurz und stark angespannte Muskeln sich anschließend leichter entspannen lassen. Im Vergleich zur progressiven Muskelentspannung nach Jacobson dominiert im Yoga allerdings die Atmung. In Rücken- oder Bauchlage werden Muskeln während der tiefen Einatmung und

der folgenden Pause mit vollen Lungen isometrisch angespannt und beim Ausatmen mit Fallgefühl entspannt. Den Anfang macht dabei stets das Zwerchfell.
Bei der *isometrischen Muskelanspannung* spannt man den Muskel ohne Änderung der Längenausdehnung gegen einen Widerstand an: ein schweres Gewicht oder sonst ein nicht verschiebbarer Gegenstand. Isometrische Muskelkräftigung ist mit starker Reizung der schmerzhemmenden Sinneszellen verbunden, bei der auch die Signalstärke für eine wirksame Opioidausschüttung erreicht wird.
Die isometrische Anspannung sollte in der Phase der Einatmung und der Pause mit vollen Lungen durchgeführt werden. Entspannt wird mit dem Ausatmen. Nur beim isometrischen Training der Bauchmuskeln ist es umgekehrt. Die Spannung darf nur langsam gesteigert werden, der Kraftaufwand muss mindestens sechs Sekunden gehalten werden.
Die für den jeweiligen Schmerzbereich geeigneten Übungen werden in den Kapiteln über »Spezielle Schmerzen« genau beschrieben.

Methoden der Naturheilkunde

Ob es die jahrtausendealte chinesische Akupunktur ist, der Einsatz von Blutegeln oder Fastenkuren: naturheilkundliche Methoden haben sich als Ergänzung zu schulmedizinischen Maßnahmen vor allem in der Vorsorge, aber auch als Schmerztherapie bewährt. In vielen Fällen können sie wohl allein Befindlichkeitsstörungen kurieren, Schmerzen ohne Medikamente lindern. Doch sollte stets eine ärztliche Abklärung der Ursache erfolgen! In anderen Fällen, wie bei ernsteren Erkrankungen, stellen sie eine Ergänzung der schulmedizinischen

Behandlung dar, mit deren Hilfe Medikamente eingespart werden können und das generelle Wohlbefinden erhöht sowie der Heilungsprozess beschleunigt werden. Man fasst diese naturheilkundlichen Methoden deshalb meist unter dem Begriff Komplementärmedizin (Ergänzungsmedizin) zusammen. Wir können in diesem Kapitel keinesfalls eine Gesamtdarstellung aller komplementären Behandlungsmaßnahmen geben, sondern wir beschränken uns auf die Beschreibung jener Methoden, die für die Schmerzbekämpfung von Bedeutung sind.

Akupunktur

Diese Methode ist zumindest dem Namen nach heute auch in Europa wohl jedermann bekannt. Sie stammt aus China und geht wie die Akupressur von der Vorstellung aus, dass für Gesundheit und Schmerzfreiheit im Körper einerseits Energiegleichgewicht herrschen muss, das Gleichgewicht zwischen den Elementen Yin und Yang (wie beispielsweise zwischen Sympathikus und Parasympathikus, Einatmung und Ausatmung, männlichem und weiblichem Prinzip etc.). Andererseits ist der ungestörte Fluss der Lebensenergie durch den Körper über gedachte Bahnen, die so genannten Meridiane, von Bedeutung für das Wohlbefinden.
Ist irgendwo im Bereich des Meridiankreislaufs Energie blockiert (Blockade oder Energiestau), so ist logischerweise der Energiefluss gestört. In der Folge gerät auch das Yin-Yang-Gleichgewicht aus den Fugen und es entstehen Befindlichkeitsstörungen, die meist mit Schmerz einhergehen. Nun befinden sich entlang dieser Meridiane 350 Reizpunkte (Akupunkturpunkte), deren Stimulierung den Energiestrom verändern kann. Durch das Setzen von Akupunkturnadeln werden diese Punkte von außen angereizt, was eine Auflösung des Energiestaus bewirkt. Die natürliche Energie beginnt wieder zu

fließen, das Gleichgewicht ist hergestellt und der Schmerz verschwindet.
Die Schmerzlinderung durch Akupunktur lässt sich übrigens auch nach den Gesichtspunkten der westlichen Medizin wissenschaftlich erklären: In Labors konnte festgestellt werden, dass bei Stimulierung der Akupunkturpunkte im Körper Endorphine freigesetzt werden, körpereigene Hormone, die chemisch gesehen dem Morphium entsprechen, schmerzlindernd wirken und für Wohlbehagen sorgen.
Akupunktur sollte nur von einem darin ausgebildeten Arzt durchgeführt werden, der mit den Grundlagen der chinesischen Medizin vertraut ist.
Voraussetzung für erfolgreiche Schmerzhemmung mittels Akupunktur ist die Einstellung des Patienten. So kann man an manchen Menschen Operationen mit alleiniger Schmerzbetäubung durch Akupunkturnadeln durchführen. Bei anderen Patienten, die der Methode skeptisch gegenüber stehen oder sich innerlich dagegen wehren, versagt die Wirkung hingegen.

Akupressur

Auf demselben Prinzip wie die Akupunktur basiert auch die Akupressur oder Tuina-Massage. Im Gegensatz zur Akupunktur werden hier jedoch keine Nadeln zur Stimulierung verwendet, sondern es wird Druck auf die entsprechenden Punkte ausgeübt. Die zu massierenden Stellen bestimmt man wie Akupunkturpunkte und reizt sie durch Druck oder Massage an. Von den Nervenrezeptoren dieser Punkte werden nun Impulse über die Nerven zum Gehirn weitergeleitet, was die entsprechende Zone im Gehirn anregt, die dann selbst Impulse abgibt. Diese breiten sich entlang einer bestimmten Bahn aus. Haben sie den gestörten Organteil erreicht, bewirken sie dort Reaktionen wie Schmerzunempfindlichkeit etc. Grundlage für erfolgreiche

Akupressur-Behandlung ist die Kenntnis der Massagetechnik und der Grundbegriffe der chinesischen Medizin. »Passive Akupressur«, die von ausgebildeten Spezialisten durchgeführt wird, ist daher zweifellos am wirksamsten. Allerdings kann Akupressur auch als Selbsthilfemethode angewendet werden. Sie wirkt zwar nicht ganz so intensiv und lang wie Akupunktur, trotzdem lassen sich Schmerzzustände durch Fingerdruck auf die richtigen Punkte recht gut in den Griff bekommen.
Ein paar Worte zur Technik der Akupressur: Zum Drücken sollten Sie stets die Fingerkuppe benützen, niemals den Nagel! Es gibt natürlich auch die Möglichkeit, spezielle Hilfsmittel wie Akupressurstäbchen, Bleistift etc. zu verwenden. Benützen Sie die Fingerkuppe, so setzen Sie den Daumen, den Zeige- oder Mittelfinger am entsprechenden Punkt an und drücken fest auf. Machen Sie nun mit der Fingerkuppe eine Minute lang kleine Kreisbewegungen im Uhrzeigersinn. Haben Sie die richtige Stelle gedrückt, so spüren Sie schon nach kurzer Zeit Erleichterung. Wie lange der schmerzfreie Zustand anhält, hängt von der Erkrankung ab. Manchmal eine Stunde, manchmal länger. Sie können die Behandlung beliebig oft wiederholen.
Eines dürfen Sie aber nicht vergessen: Auch wenn Sie den momentanen Schmerz mit Hilfe der Akupressur mildern oder gar beseitigen können, bleibt die Ursache für den Schmerz ja bestehen. Es muss also in jedem Fall ein Arzt zur Abklärung der zu Grunde liegenden Erkrankung aufgesucht werden.
Akupressur stellt also einerseits eine wirksame Überbrückungshilfe im Notfall dar und kann andererseits bei chronischen Schmerzen (deren Ursache feststeht) zu Medikamenteneinsparung beitragen! Welche Akupressurpunkte für welche Schmerzen in Frage kommen, erfahren Sie in den jeweiligen Kapiteln über spezielle Schmerzen. Abschließend noch ein Hinweis zum leichteren Auffinden der Akupressurpunkte: Sie sind deutlich schmerzempfindlicher als die Umgebung und vermitteln beim richtigen Drücken ein Wärmegefühl. Weitere

Details zur Akupressur finden Sie in dem Buch von Prof. Dr. med. Alexander Meng und Wolfgang Exel, »Chinesisch heilen«, Kneipp-Verlag.

Fußreflexzonenmassage

Auch die Fußreflexzonenmassage hat Anreizung gewisser Punkte zum Ziel. Allerdings funktioniert Fußzonenmassage nicht auf Basis der Akupunktur, sondern man geht hier davon aus, dass jedes Organ des menschlichen Körpers eine zugeordnete Stelle (Reflexzone) auf der Fußsohle besitzt, wo es durch Drücken oder Massieren beeinflusst werden kann. Zweifellos spielt dabei das Nervensystem eine Rolle. Wie dies genau vor sich geht, darüber gibt es bisher jedoch nur Vermutungen. Fest steht jedenfalls die schmerzlindernde Wirkung dieser Behandlungsmethode bei 65 bis 70 Prozent der Patienten. Bei besonders starken Schmerzen hält die Linderung vielleicht nur ein, zwei Stunden an, doch können die Schmerzen immer wieder »wegmassiert« werden.
Wichtig ist auch hier, wie bei allen schmerzlindernden Maßnahmen, sich nicht mit der Beseitigung der Schmerzen allein zufrieden zu geben, sondern der ursächlichen Erkrankung auf den Grund zu gehen.
Und so wird massiert: Sie suchen die dem schmerzenden Organ zugeordnete Stelle auf der Fußsohle und setzen den Daumen fast senkrecht (in einem Winkel von etwa 75 Grad) an. Nun üben Sie mit der Fingerkuppe des Daumens ein bis zwei Minuten lang Druck auf die betreffende Stelle aus. Das kann anfangs ziemlich wehtun, was aber nur ein Hinweis darauf ist, dass Sie an der richtigen Stelle drücken!
Welche Punkte auf der Fußsohle bei welcher Art von Schmerzen gedrückt werden müssen, lesen Sie in den jeweiligen Kapiteln über spezielle Schmerzen.

Entschlackung

Von einer völlig anderen Einstellung zu Schmerz und Krankheit geht die *Entgiftungstheorie* oder *Homotoxinlehre* aus. Ihre Vertreter sind der Meinung, dass eine Krankheit, ein Schmerz nur dann auftreten kann, wenn sich im Körper eine gewisse Menge an Giftstoffen (Schlacken) angesammelt hat. Krankheit wird nicht als böser Zufall gesehen, sondern als gesetzmäßige Entwicklung auf Grund früherer Fehler. Im Prinzip werden daher alle Krankheiten und Schmerzzustände nach dem gleichen Konzept behandelt: die Gifte müssen weitgehend ausgeschieden werden.

Und so kommt es zur Verschlackung: Alle ausscheidungspflichtigen Stoffe lagert der Organismus in das unspezifische Bindegewebe ein, wenn sie nicht ausgeschieden werden können. Da der gesamte Stoffwechselaustausch über dieses Bindegewebe erfolgt, wird er durch ein Übermaß an Schlacken gestört. Es gilt also den Grad der Verschlackung herabzusetzen und die neuerliche Zufuhr solcher Gifte zu unterbinden. Dies bedarf jedoch des Verständnisses und der aktiven Mitarbeit des Patienten.

Die gängigsten Methoden der Entschlackung sind *Fastenkuren.* Es gibt zahlreiche Methoden, die im Grunde alle denselben Effekt erzielen. Als Beispiel sei hier die bekannte Mayr-Kur genannt: Der Patient nimmt eine gewisse Zeit lang ausschließlich Kräutertee, Gemüsebrühe sowie alte Semmelscheiben mit etwas Milch zu sich. Danach gewöhnt er sich schrittweise mit milder Diät wieder an normale Kost. Die gesamte Kur dauert drei bis vier Wochen, in denen der Darm gereinigt und der Körper von Schlacken befreit wird. Bei anderen Kuren dürfen nur Säfte oder nur Kräutertee getrunken werden. Jede dieser Kuren muss jedoch unter ärztlicher Aufsicht durchgeführt werden. Einerseits ist es zu gefährlich, unkontrolliert länger als ein, zwei Tage zu fasten, andererseits wird die Entschlackung unterstützt

durch spezielle Massagen und andere physikalische Anwendungen.
Eine Form der Entgiftung, die man jedoch gut alleine durchführen kann: Einmal wöchentlich einen Tag lang nichts essen, sondern nur Kräutertee oder stilles Mineralwasser trinken. An den anderen Tagen der Woche keine belastenden Lebensmittel zu sich nehmen, täglich zwei Liter Wasser, ungesüßten Saft oder Kräutertee trinken, auf Alkohol, Kaffee und Nikotin verzichten. Die Entschlackung wird unterstützt durch regelmäßiges Schwitzen: Ausdauersport, Saunabesuche etc.
Entgiftungskuren dieser Art rücken nicht nur chronischen Erkrankungen zu Leibe, auch langandauernde Schmerzen können nach der Kur verschwinden. Als schnelle Schmerztherapie sind sie natürlich nicht geeignet, da der Körper für die Ausscheidung der Schlacken ja eine gewisse Zeit benötigt.
Relativ rasch schmerzstillend hingegen wirkt eine andere Form der Giftausleitung: das Schröpfen. Diese Methode wird vor allem deshalb bevorzugt zur Schmerzbehandlung eingesetzt, weil sie direkt am Schmerzort für eine Giftausleitung sorgt. Der Arzt setzt dabei so genannte Schröpfköpfe aus Glas oder Gummi auf die Haut auf. Durch den so erzeugten Unterdruck wird Blut entweder in die Haut eingesogen (trockenes Schröpfen) oder nach Einritzung der Hautstelle nach außen abgeleitet (blutiges Schröpfen).

Register

Akupressur 21, 65f., 70, 77, 80, 86, 119f., 125, 139, 145, 173, 196, **197ff.**
Akupunktur 21, 70, 76, 83, 107, 136, 139, 144, 148, 150, 165, 173, 195, **196ff.**
Angina pectoris 48, **89ff.,** 105, 122
Arthritis 40, 42, 129, 140, 142, **146,** 151
Autogenes Training 186, **188,** 190

Bädertheraphie 41, **53**
Bandscheibenprobleme 43, 45, 100, 127, **131ff.,** 137ff.
Bauchfellentzündung 109f., 114, **115f.,** 123, 125
Bauchschmerzen 73, 89, 105, **109,** 117f., 120, 122, **124,** 126ff., 144, 162, 182
  ausgehend von der Brust 124
  ausgehend von der Wirbelsäule 127
  durch Aortaeinriss 94, **123**
  durch Ernährungsfehler 128
  durch Hodenentzündung 127
  durch Nervenerkrankungen 127
  durch Stoffwechselerkrankungen 128
  durch Thrombosen/Embolien 122
Bauchspeicheldrüsenentzündung 105, **120f.**
Blasenentzündung 121
Blinddarmentzündung 116
Bronchitis 98
Brustfellentzündung 96ff., **99**
Brustschmerz **88,** 94f., 97, 103
  ausgehend von der Bauchhöhle 105
  der weiblichen Brust 102
  durch Aortaeinriss 94
  durch Borreliose 107
  durch Gürtelrose 106
  durch Herzinfarkt 88
  durch Lungenembolie 88, **95**
  durch Lungenentzündung 97
  durch Medikamente 106
  durch psychische Probleme 88, **105**
  knochen- oder muskelbedingt 88, **100**
Brustwirbelsäulensyndrom, s. Rückenschmerzen

Chiropraktik **42f.,** 70, 142
Chronische Polyarthritis 42, 129, 142, **146f.,** 151
Cluster-Kopfschmerz 82f.

Darmangina 123
Darminfarkt 123
Darmverschluss 109f., **114**
Divertikulitis 117

Eierstockentzündung 118
Eileiterentzündung 118
Eileiterschwangerschaft **126,** 144

Einriss der Hauptschlagader **94, 123**
Elektrotherapie 41, **49f., 52,** 101, 107, 147
Endokarditis, s. Herzinnenhautentzündung
Entschlackung 200f.
Entspannungstechniken 187ff.
Enzephalitis, s. Gehirnentzündung

Feldenkraismethode 191
Fieberblasen 162, **174**
Furunkel 153, **175**
Fußreflexzonenmassage 66, 70, 86, 101, 135f., **199**

Gallengangkolik **110f.,** 114
Gastritis, s. Magenschleimhautentzündung
Gehirnentzündung 162f.
Gehirnhautentzündung 72ff., **161ff.**
Gehirntumor 60, 86f.
Gicht 112, 143, **145f.,** 154

Harnblasenverschluss 113f.
Harnleiterkolik 110, **112f.,** 114
Heilgymnastik **41f.,** 101, 136, 141, 143, 145, 147, 158
Herpes simplex, s. Fieberblasen
Herzbeutelentzündung **92ff.,** 124
Herzinfarkt 31, 88f., **91f.,** 94f., 103, 122, 124, 143f., 182
Herzinnenhautentzündung 92ff.
Herzmuskelentzündung 92f.
Hexenschuss 15, 133, **137ff.**
Hüftgelenkarthrose 140ff.

Ischialgie 138f.

Karpaltunnelsyndrom 148f.
Kieferschmerz 75, **77ff.,** 89, 91, 164
Knieschmerzen 18, 138, **141ff.,** 145
Knochenbrüche 30, 152, **158f.,** 170
Knochenmarkentzündung, s. Osteomyelitis
Knochenschwund, s. Osteoporose
Koliken 30f., **110ff.,** 169
Kopfschmerz 32, 40, 46f., **59–87,** 144, 161ff., 182
- bei Augenproblemen 46, 69, **85f.**
- bei Gehirnblutung 87
- bei Gehirntumor 60, **86f.**
- bei hohem Blutdruck 61, **85**
- bei niedrigem Blutdruck 60, 66, **84**
- bei Verstopfung 60, **83**
- durch Entzündungen 72f.
- durch Medikamente 32, 76, **82**

Kreuzschmerzen 132f., **137ff.**

Leber-Milz-Erkrankungen 122
Lendenwirbelsäulensyndrom, s. Kreuzschmerzen
Lungenembolie 88, **95ff.**
Lungenentzündung **97f.,** 99, 124
Lungeninfarkt **96f.,** 99, 124
Lungenkrebs 98f.

Magengeschwür 26, 36, 105, **118f.,** 180
Magenschleimhautentzündung **118f.,** 182
Massage 21, 41, **43,** 64ff., 70, 77, 86, 101, 134ff., 139, 145, 148, 197f., 201
Meditation 55, 188, **189f.,** 192
Meningitis, s. Gehirnhautentzündung
Menstruationsbeschwerden 40, 60, 64, 102, **124f.**
Migräne 46, 60, **61–68,** 69ff., 82ff., 86, 187
Muskelkater 155ff.
Muskelrheumatismus 148, **149f.**
Myokarditis, s. Herzmuskelentzündung

Nackenschmerzen 60f., 65, 70f., 100, 132, **133f.,** 136
Nervöser Darm 126f.
Nesselsucht 176
Neuralgien 11, 47, 60, 75f., 78, 100 **164f.,** 170

Neuritis 166
Neurodermitis 177f.
Neurologische Schmerzen 161–166
Nierenbeckenentzündung 121f.
Nierenkolik, s. Harnleiterkolik

Osteomyelitis 132, **153f.**
Osteoporose 36, 43, 100, 131, 136, **151ff.**, 159, 170

Perikarditis, s. Herzbeutelentzündung
Phantomschmerz 18, **163f.**, 170
Physiotherapie **41ff.**, 45, 54, 153, 188
Polyneuropathie 165
Prellungen 40, 101, **156f.**
Progressive Muskelentspannung nach Jacobson **189**, 194
Psychotherapie 21, 54, **55**, 106, 127, 164, 173, 183, 185, 188

Quetschungen 156f.

Reizkolon, s. Nervöser Darm
Rheumatische Schmerzen 25f., 47, **129–154**
Rückenschmerzen 40, 96, 100, 105, 114, 118, 124, 130, 133, **135ff.**, 151

Schulterschmerzen 40, **143f.**
Sehnenschmerzen 150f.
Spannungskopfschmerz 47, 60, **69ff.**, 78, 82
Speiseröhrenschmerz 103f.
Sportverletzungen 40, **156ff.**

Tennisarm 148
Thermotherapie 41, **46f.**, **49**, 85
Trigeminusneuralgie 75f., 164
Tumorschmerzen 25, 30, 60, 101, **168–173**
  durch Tumortherapie 169

Urticaria, s. Nesselsucht

Verbrennungen 15, **160**

Yoga 55, 64, 67, 71f., 84, 117, 127, 135, 173, **191–195**

Zahnweh 77–81
Zerrungen 40, 47, **157f.**
Zervikalsyndrom, s. Nackenschmerzen
Zwölffingerdarmgeschwür 118f.